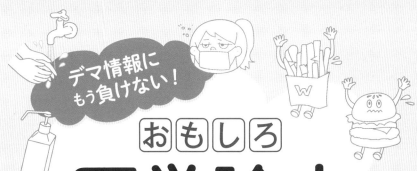

デマ情報にもう負けない！

おもしろ

医学論文イッキ読み

100連発

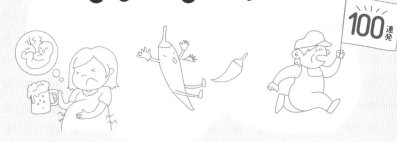

青島周一

ライフサイエンス出版

本書は日刊ゲンダイの連載『役に立つオモシロ医学論文』から、身近な健康問題に
関する医学論文100本を厳選し、大幅な加筆訂正、図版を加えたものです。

はじめに
科学的に正しい医療・健康情報を
見分けるには

　私たちの身の回りには様々な情報があふれています。そして情報は良くも悪くも私たちの考え方や行動に大きな影響を及ぼしています。2020年2月末、新型コロナウイルスの感染拡大に伴い、インターネット上に流れたデマ情報によって、トイレットペーパーやティッシュの買い占めが起きてしまったことは記憶に新しいと思います。噂やデマを含め、情報が人々の不安や恐怖をあおるように増幅・拡散され、現実社会に混乱状態をもたらす現象は、情報の急速な伝染（Information Epidemic）、すなわちインフォデミック（Infodemic）と呼ばれました。

　ところで、情報には「正しい情報」と「誤った情報」の2つの種類があるように感じませんか？　「情報の真偽を見極める」といったとき、少なからず「真実」か「ウソ」か、という仕方で情報を捉えようとしているはずです。しかし、意外に思われるかもしれませんが、身の回りにあふれている情報には、多くの場合で真実と真実でないものが混在しています。情報は「真実」と「ウソ」に区別できるような単純なものではないのです。

　情報は言語を用いたある種の「表現」です。それは写真や絵画と同じように情報作成者の関心に基づいて生み出されます。そして、写真や絵画が現実の風景そのものではないように、情報も現実に起こっている現象そのものを伝えていません。情報は「真実」か「ウソ」かという種類の差ではなく、どれだけ真実が含まれているかという程度の問題で考えていかねばならないのです。このことはまた、情

報は客観的な事実と主観的な意見の集合体と考えれば分かりやすい
かもしれません。

　情報が客観的事実のみから作られているのであれば、その真偽を
問うことが可能かもしれません。しかし身の回りにあふれている情
報には、少なからず発信者の関心に基づく主観的な意見、あるいは
解釈が含まれており、その真偽を問うことは困難です。「〜にとって
みれば」という但し書きさえ付けてしまえば、どんな意見でも正し
さを帯びることは経験的にも理解しやすいと思います。

　また、医療・健康情報と向き合う際に留意しておきたいのは、薬
やサプリメントの効果、あるいは食事習慣や運動習慣がもたらすで
あろう健康への影響は、今この瞬間に起きている出来事ではなく、
少し先の未来、あるいは数年から数十年後の未来に起こる出来事で
ある、ということです。言葉の意味や定義は辞書で調べればすぐに
分かりますけど、未来に起こるような出来事は推測によって情報化
するより他ありません。

　科学的に正しい情報と言ったとき、その正しさを規定しているも
のは、情報に示されている出来事や状況の再現性の高さといって良
いように思います。つまり、精度の高い推測が合理的になされてい
るという条件が科学的な正しさの源泉なのです。

　いわゆる医学論文は将来的に発生するであろう健康状態に関する
情報を、統計解析によって客観的な数値として提示してくれます。
医学論文は、主観的な意見よりも客観的な事実の割合が高いからこ
そ、科学的な「正しさ」をまとっているのです。明日の天気を知りた
いときに気象情報の降水確率を参照するように、将来の健康状態に

ついて知りたければ、医学論文に示されている病状の発症率を参考にするというわけです。

　医療・健康情報が科学的に正しい情報なのかを見分けるためには、情報発信者の意見に惑わされることなく、客観的な事実がどのように記述されているのかに注目する必要があります。もし客観的な事実に全く言及されていないのであれば、その情報は主観的意見に近しいものであり、その内容を広く一般化することは難しいでしょう。

　また、たとえ客観的事実に言及されていたとしても、事実に基づく解釈は主観的な意見であり、情報作発信者がどんな立場で、何のために書いているのか、注意深く考えていくことが大切です。サプリメントを売りたい人にとってみれば、そのサプリメントの有効性を否定するような、不利な事実に言及する可能性は極めて少ないでしょう。

　さらに、健康状態に影響を与える要因は極めて複雑であるということを念頭に置く必要があります。遺伝的要因、環境的要因、社会経済的要因、文化的背景など、様々な要因が人の健康状態に影響を与えています。これら要因は、薬やサプリメント、食事習慣や運動習慣が及ぼす健康への影響よりもはるかに大きいのです。したがって、一つの薬やサプリメントが健康状態を劇的に改善することは極めて稀な現象と言わねばなりません。

　このことはまた、「この食事をすればがんを予防できる」とか、「こうした運動習慣で長生きできる」というような情報が極めて科学的に正しくないことを意味しています。医療・健康に関する情報において、「〜すべき」や「〜した方が良い」というような「あるべきこと」、「なすべきこと」を端的に結論することは困難なのです。「〜す

べき」のような端的な結論を導き出している医療・健康情報は端的に信用できません。

　本書は私が日刊ゲンダイで連載しているコラム『役に立つオモシロ医学論文』から、身近な健康問題に関する医学論文100本を厳選し、大幅な加筆訂正を加えたものです。医学や統計に関する知識が無くても容易に読み進められるよう配慮しました。

　論文情報に示された統計データは客観的な事実そのものですが、研究手法によっては真実とは大きく異なる結果が報告されてしまうことも少なくありません。そのため、本書では論文内容の紹介にとどまるだけでなく、論文の結果を批判的に検討し、「コメント」としてまとめました。

　むろん「コメント」に記載した内容は私の意見に相当するものであり、客観的な事実ではありません。しかし、科学的な正しさの条件をもう一つだけ加えるのだとしたら、示された客観的事実をそのまま鵜呑みにするのではなく、その真偽について批判的に考察する態度といえるでしょう。膨大な情報が瞬時に拡散されてしまう現代社会だからこそ、科学的に正しい情報を直観的に見分けることができるスキルは今後ますます重要になると感じています。本書がその一助となることができましたら幸いです。

　本書の執筆にあたり、ライフサイエンス出版の須永光美さんには大変お世話になりました。書面の構成や図表の構想に関する適切なご指摘が無ければ本書は完成しなかったでしょう。あらためて感謝を申し上げます。

2020年3月　　青島　周一

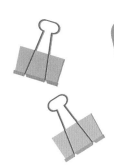

目次

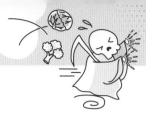

1. 食事・栄養

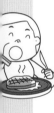

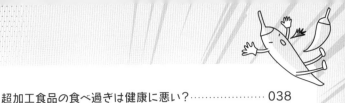

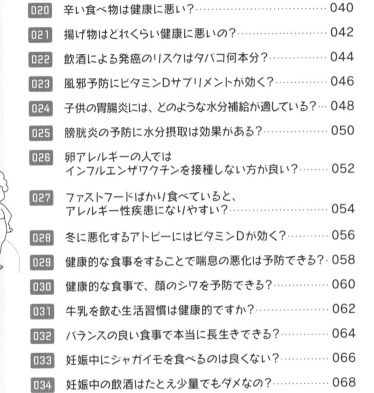
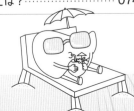

2.運動・生活習慣

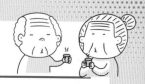

3. 精神・ストレス

4. その他～まだまだ続くおもしろ論文!

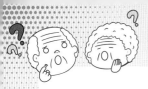

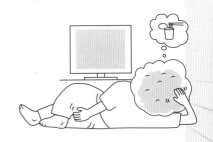

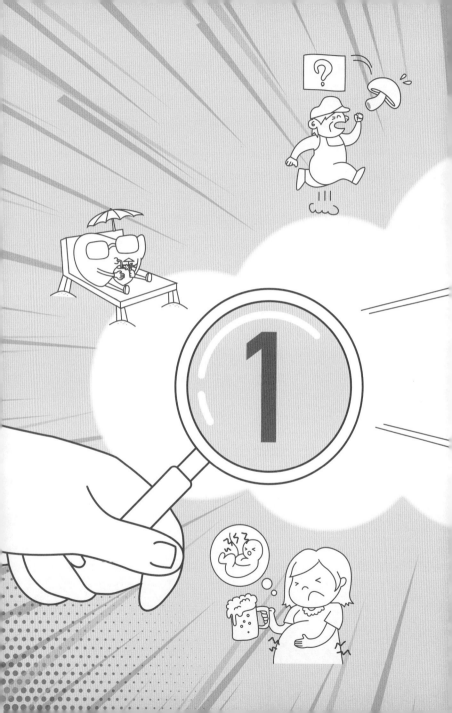

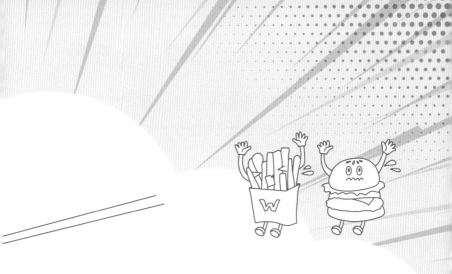

食事・栄養

（001～036）

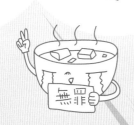

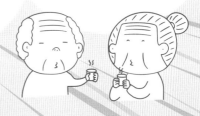

緑茶で認知症が予防できる？

　緑茶に含まれるカテキンは、緑茶の苦みや渋みの成分です。このカテキンには抗酸化作用、コレステロール低下作用、抗菌作用など、様々な作用があると言われています。これまで緑茶の摂取と認知機能低下の関連について検討された研究はいくつか報告されているようですが、明確なことは分かっていませんでした。そんな中、米国老年精神医学会誌に緑茶の摂取と認知症の関連を検討した研究論文[1]が2016年10月24日付で掲載されました。

　この研究は**65歳以上の日本人高齢者13,645人**を対象にしたもので、アンケート調査に基づいた緑茶の摂取状況と、認知症発症リスクが検討されています。被験者は緑茶の摂取状況に応じて、「1日1杯未満」「1日1～2杯」「1日3～4杯」「1日5杯以上」にグループ分けられ、5.7年にわたり追跡調査されました。なお、結果に影響を与えうる、年齢や喫煙・飲酒状況など因子について、統計的に補正して解析しています。

　その結果、1日1杯未満のグループに比べて、1日5杯以上では27％統計的にも有意に認知症の発症リスクが低下しました。しかしながら1～2杯、3～4杯では明確な差は出ませんでした。

緑茶の摂取頻度と認知症の発症リスク

（※統計的な有意差なし）

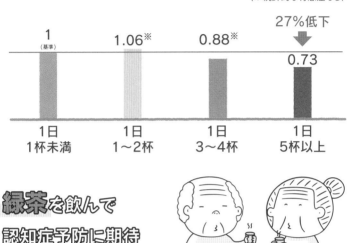

緑茶を飲んで
認知症予防に期待

コメント

　緑茶を積極的に摂取している人は、健康に関心が高く、そもそも認知症の発症リスクが低い人たちかもしれません。従って、この結果は必ずしも因果関係を決定づけるものではありません。とはいえ、緑茶そのものに強い副作用があるわけでもないので、気になる方ではためしてみても良いでしょう。1つだけ注意が必要なのは、緑茶をたくさん飲むことでトイレが近くなることでしょうか。特にご高齢の方では、夜間にトイレに行く際、転倒などのリスクに配慮が必要です。

📖🔍 文献情報

1) Tomata Y, et al : Green Tea Consumption and the Risk of Incident Dementia in Elderly Japanese: The Ohsaki Cohort 2006 Study. Am J Geriatr Psychiatry. 2016 Oct;24(10):881-9. PMID: 27594507

キノコを食べると
認知症を予防できる？

　過去に行われた研究[1]によれば、キノコに含まれる成分の中には、神経細胞を保護する働きを持つものがあるそうです。もし、キノコに脳神経の保護効果があるのだとすれば、キノコを積極的に食べることで認知症を予防できるかもしれません[2]。そんな中、米国老年医学会誌の電子版に2017年3月13日付で、キノコの摂取頻度と認知症の発症リスクを検討した研究論文[3]が報告されました。

　この研究は**宮城県大崎市の住民を対象とした観察研究で、65歳以上の高齢者13,230人**が対象となりました。キノコの摂取頻度は、週に1回未満、週に1〜2回、週3回以上の3つのグループに分類され、認知症の発症リスクが比較されています。なお、結果に影響を与えうる年齢、性別、喫煙状況や教育水準などの因子について、統計的に補正を行って解析しています。

　5.7年にわたる追跡調査の結果、認知症の発症リスクは、キノコの摂取が週1回未満の人と比べて、週に1〜2回では明確な差が出ませんでしたが、週3回以上では19％、統計的にも有意に低下しました。研究開始時に、認知機能が低い人を除外しても同様の結果であったことから、キノコの積極的な摂取で認知症発症リスクが低下する可能性があると結論しています。

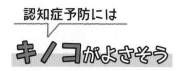

認知症予防には
キノコがよさそう

キノコの摂取頻度と認知症の発症リスク

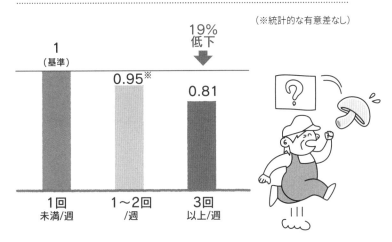

（※統計的な有意差なし）

19%
低下

1
（基準）

0.95※

0.81

1回
未満/週

1〜2回
/週

3回
以上/週

コメント

　この研究ではどんなキノコが有効なのか、その種類が特定できていないことや、キノコの摂取頻度は研究開始時のデータしか取得していないため、その後に摂取頻度が変化した可能性があるなど、結果の一般化には限界があるように思います。とはいえ、キノコは食品ですし、薬と違って副作用があるわけではありません。将来、認知症が気になる方は週に3回を目安にキノコを食べてみてはいかがでしょうか。

📖 文献情報

1）Waly MI, et al：Antioxidant potential properties of mushroom extract (Agaricus bisporus) against aluminum-induced neurotoxicity in rat brain. Pak J Biol Sci. 2014 Sep;17(9):1079-82. PMID: 26031030

2）Thangthaeng N, et al：Daily supplementation with mushroom (Agaricus bisporus) improves balance and working memory in aged rats. Nutr Res. 2015 Dec;35(12):1079-84. PMID: 26475179

3）Zhang, et al：Mushroom Consumption and Incident Dementia in Elderly Japanese: The Ohsaki Cohort 2006 Study. J Am Geriatr Soc. 2017 Jul;65(7):1462-1469. PMID: 28295137

アブラナ科の野菜は
健康に良い？

　キャベツやブロッコリーなど、アブラナ科の植物にはイソチオシアネートと呼ばれる抗酸化物質が含まれており、動物実験などでは癌の発症を予防する可能性が示唆されています。しかしながら、こうした野菜を積極的に摂取することで、人の健康状態にどのような効果がもたらされるのかは不明でした。そんな中、欧州臨床栄養代謝学会誌の電子版に、アブラナ科の野菜摂取と、死亡リスクの関連を検討した論文[1]が2018年4月24日付で掲載されました。

　この研究では、**癌や心筋梗塞、脳卒中を発症したことがない45〜74歳の日本人88,184人**が解析の対象となりました。アブラナ科の野菜摂取量について、最も少ないグループから、最も多いグループまで5つの集団に分け、最も少ないグループを基準として、各グループにおける総死亡、心臓病による死亡、がん死亡などのリスクが検討されています。

　中央値で16.9年にわたる追跡調査の結果、アブラナ科の野菜摂取量が最も少なかったグループに比べて、最も多かったグループで、総死亡（あらゆる原因による死亡の総数）のリスクが男性で14％、女性で11％ 統計的にも有意に低下しました。また、男性では癌による死亡リスクが、女性では心臓病による死亡リスクが、それぞれ統計的にも有意に減少するという結果でした。

摂取量が最も少ない集団と比較した最も多い集団での死亡リスク

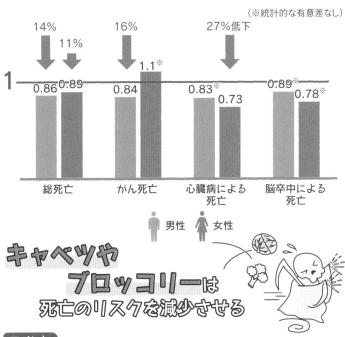

（※統計的な有意差なし）

14%　16%　27%低下　11%

1

| 総死亡 | がん死亡 | 心臓病による死亡 | 脳卒中による死亡 |

0.86　0.89　0.84　1.1※　0.83※　0.73　0.89※　0.78※

🚹 男性　🚺 女性

キャベツやブロッコリーは死亡のリスクを減少させる

コメント

　アブラナ科の野菜を積極的に摂取している人は、他の食事内容についても健康を意識している可能性が高く、この研究結果のみでアブラナ科の野菜が健康に良いと結論することは難しいかもしれません。とはいえ、適量の摂取を否定するものでもありませんので、健康に関心のある方は、こうした野菜を積極的に取り入れた食事をしてみるのも良いかもしれませんね。

📖🔍 文献情報

1）Mori N, et al : Cruciferous vegetable intake and mortality in middle-aged adults: A prospective cohort study. Clin Nutr. 2019 Apr;38(2):631-643. PMID: 29739681

海藻が健康に良いは本当？

　ワカメやコンブなどの海藻類には、ビタミン、ミネラル、食物繊維などの栄養素が豊富に含まれており、また低カロリーな食材であることから健康に良いイメージがあります。しかしながら、海藻類の摂取が健康にどのような影響を与えるのかについては良く分かっていませんでした。そんな中、海藻類の摂取と心臓病や脳卒中との関連を検討した研究論文[1)]が、米国臨床栄養学会誌の電子版に、2019年9月13日付で掲載されました。

　この研究では、**日本に在住している40～69歳の男性40,707人、および女性45,406人**が対象となっています。研究参加者は、海藻類の摂取量に応じて、「ほとんど摂取なし」「週に1～2回」「週に3～4回」「ほぼ毎日」の4つのグループに分けられ、心臓病や脳卒中の発症リスクとの関連性が比較されました。

　年齢、身体活動量、喫煙・飲酒状況などの因子について、統計的に補正して解析した結果、男性における心臓病の発症は、海藻類をほとんど摂取しない人と比較して、週に1～2回の人で9％低い傾向、週に3～4回の人で12％統計的にも有意に低く、ほぼ毎日摂取する人で12％低い傾向にありました。女性では海藻類の摂取量が多い人でリスクの低下傾向を認めましたが、統計的に有意な差はありませんでした。また、海藻の摂取と脳卒中の関連性については、男女ともに明確な関連性を認めませんでした。

海藻の摂取と心臓病リスク

（※統計的な有意差なし）

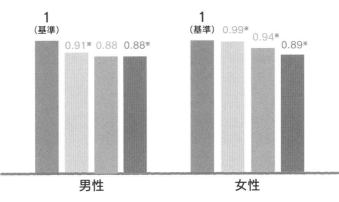

- ■ ほとんど摂取なし
- ■ 週に1〜2回摂取
- ■ 週に3〜4回摂取
- ■ ほぼ毎日摂取

男性　1（基準）　0.91※　0.88　0.88※

女性　1（基準）　0.99※　0.94※　0.89※

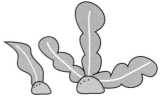

海藻に思ったほど
のパワーなし

コメント

　健康に良いイメージのある海藻類ですが、その効果は思いのほか小さいようです。ただ、男性では心臓病の発症リスクの低下傾向が示されています。食事が偏りがちだなと感じている方では、週に3回ほど海藻類を食べてみると良いかもしれません。

📖🔍 文献情報

1) Murai U, et al : Seaweed intake and risk of cardiovascular disease: the Japan Public Health Center-based Prospective (JPHC) Study. Am J Clin Nutr. 2019 Sep 13. [Epub ahead of print] PMID: 31518387

水分は多めに取った方が
健康に良い？

　水分の摂取が不足すると、血液中の水分量も低下し、いわゆる"ドロドロ血"となって血管を詰まらせ、心筋梗塞や脳梗塞を起こしやすくなると考えられます。とはいえ、血液の粘稠度を上昇させる要因は、血液中の脂質の量など多岐にわたり、水分摂取を促すことで心筋梗塞や脳卒中が予防できるかどうかについては議論の余地がありました。そんななか、栄養疫学に関する国際誌の電子版に、水分摂取量と心臓病による死亡リスクの関連を検討した研究論文[1]が、2018年8月15日付で掲載されました。

　この研究では**40 ～ 79歳の日本人男女58,301人**が対象となりました。被験者は、飲食物からの水分摂取量が少ないグループから、多いグループまで、5つの集団に分けられ、心臓病による死亡リスクなどが比較検討されています。

　中央値で19.1年にわたり追跡した結果、心臓病による死亡リスクは、最も少ない水分摂取量（男性1,053mL/日未満、女性1,036mL/日未満）の集団と比較して、最も多い水分摂取量の集団（男性1,691mL/日以上、女性1,607mL/日以上）で、男性においては12％低い傾向、女性においては21％、統計的にも有意に低いことが示されました。また女性では脳梗塞による死亡リスクも30％、統計的にも有意に低下するという結果になっています。なお、脳出血による死亡リスクとの関連性は明確ではありませんでした。

水分摂取量が最も少ない集団と最も多い集団の比較

（※統計的な有意差なし）

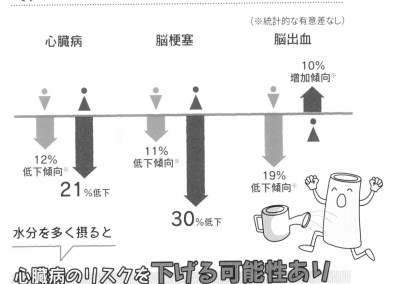

心臓病　　　　脳梗塞　　　　脳出血

10%
増加傾向※

12%
低下傾向※

21%低下

11%
低下傾向※

30%低下

19%
低下傾向※

水分を多く摂ると

心臓病のリスクを下げる可能性あり

コメント

　男女ともに水分摂取量が多いと心臓病や脳梗塞による死亡リスクが低い傾向にあると言えますが、男性では統計的な差は認められず、その影響はあまり明確ではありません。もちろん、水分摂取が不足して、脱水症状を起こしてしまうのは危険ですが、多めの水分摂取は、血液中の電解質異常や、夜間の頻尿症状を起こすこともあり、特にご高齢の方では転倒のリスクに注意する必要があります。それぞれの生活スタイルに合わせて、適切な量の水分摂取が肝要です。

📖文献情報

1) Cui R, et al : Water intake from foods and beverages and risk of mortality from CVD: the Japan Collaborative Cohort (JACC) Study. Public Health Nutr. 2018 Nov;21(16):3011-3017. PMID: 30107863

早食いは健康によくない？

　食習慣のなかでも、食べる速さは肥満や糖尿病の発生につながる危険因子の１つとして注目されているようですが、両者の関連性について明確なことは分かっていませんでした。そんな中、食べる速度とメタボリックシンドロームの関連を検討した研究論文[1]が、日本疫学会誌の2015年4月号に掲載されました。

　この研究では、**埼玉県草加市在住で、研究開始時にメタボリックシンドロームの診断を受けていない40〜75歳の8,941人（平均63.7歳、平均BMI 22.8、毎日の飲酒51.4%）**が対象となりました。食べる速度はアンケート調査によって「早い」「普通」「遅い」の３つに分けられ、食べる速度が「早い」人（1,901人）と、食べる速度が「普通」もしくは、「遅い」人（7,040人）におけるメタボリックシンドロームの発症リスクが比較されています。なお、メタボリックシンドロームはウエスト周囲径やコレステロール値、中性脂肪値、血圧値、血糖値を評価し、一定の基準を満たしたものと定義されています。

　3年にわたる追跡調査の結果、メタボリックシンドロームの発症率は、食べる速度が「速い」人で3.1%、食べる速度が「遅い」もしくは「普通」の人で2.3%となっており、年齢、性別、喫煙、飲酒、食週間、身体活動、睡眠時間などを考慮しても、食事速度が「速い」人たちでメタボリックシンドロームの発症が1.3倍多いことが示されました。

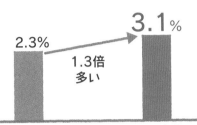

2.3%

1.3倍
多い

3.1%

食べる速度が「遅い」
もしくは「普通」の人

食べる速度が
「速い」人

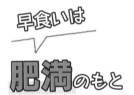

早食いは

肥満のもと

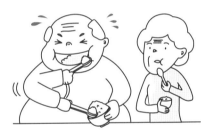

コメント

　もちろん、メタボリックシンドロームになりやすい生活習慣をしている人で食べる速度が早いという可能性もあり、本研究結果は食事の速度とメタボリックシンドロームの因果関係を決定づけるものではないかもしれません。とはいえ、できれば食事はゆっくり味わって食べることができると良いですよね。

📖🔍文献情報

1）Zhu B, et al : Association between eating speed and metabolic syndrome in a three-year population-based cohort study. J Epidemiol. 2015;25(4):332-6. PMID: 25787239

塩辛い食べ物が好きな人は 胃がんになりやすい？

　塩辛い食べ物、つまり塩分が多く含まれている食品の摂取が多いほど胃がんになりやすいという研究はこれまでに複数報告されています[1)2)3)]。しかしながら、実際の塩分摂取量ではなく、塩辛い食べ物に対する好みの強さと胃がんの関連についてはあまり検討されていませんでした。そんな中、塩辛い食べ物に対する好みと、胃がんの発症リスクの関連を検討した研究論文[4)]が日本疫学会誌2016年2月号に掲載されました。

　この研究では、**がんや心臓病のない40 ～ 79歳の日本人40,729人**が対象となりました。被験者は塩辛い食べ物の好みに関して「全く好まない」「どちらかといえば好まない」「どちらとも言えない」「どちらかといえば好む」「強く好む」の5つのグループに分類され、胃がんの発症リスクが比較検討されています。なお、結果に影響を与えうる、アルコールの摂取状況、喫煙状況、胃がんの家族歴、野菜や果物の摂取頻度、塩分の摂取量など因子について統計的に補正を行い解析しています。

　中央値で14.3年にわたる追跡調査の結果、胃がんの発症は「どちらとも言えない」と答えた人たちに比べて、「強く好む」と答えた人たちで31％、統計的にも有意に増加しました。しかしながら、「どちらかと言えば好む」「どちらかと言えば好まない」「全く好まない」と答えた人たちでは、「どちらとも言えない」と答えた人たちとほぼ同等で、統計的に有意な差もありませんでした。

塩辛い食べ物に対する好みと胃がんリスク

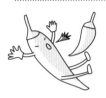

塩辛いものの
食べ過ぎは胃がんに注意

（※統計的な有意差なし）

1.31倍

0.94※	0.99※	1（基準）	1.05※	強く好む
全く好まない	どちらかといえば好まない	どちらとも言えない	どちらかといえば好む	強く好む

コメント

　塩辛い食べ物が好物な人は、塩味に限らず総じて味の濃い食べ物を好んで摂取していた可能性があり、もともと健康に対する関心が低い集団だったかもしれません。従って本研究から、食品に対する嗜好と胃がん発症の因果関係を論じることは難しいようにも思います。とはいえ、"塩辛い食べ物が好物である"ということが、胃がん発症の危険因子と認識することで、バランスの良い食習慣への関心を高めるきっかけになるかもしれませんね。

📖文献情報

1) Shikata K, et al : A prospective study of dietary salt intake and gastric cancer incidence in a defined Japanese population: the Hisayama study. Int J Cancer. 2006 Jul 1;119(1):196-201. PMID: 16450397
2) Tsugane S, et al : Salt and salted food intake and subsequent risk of gastric cancer among middle-aged Japanese men and women. Br J Cancer. 2004 Jan 12;90(1):128-34. PMID: 14710219
3) Ngoan LT, et al : Dietary factors and stomach cancer mortality. Br J Cancer. 2002 Jul 1;87(1):37-42. PMID: 12085253
4) Umesawa M, et al : Salty Food Preference and Intake and Risk of Gastric Cancer: The JACC Study.J Epidemiol. 2016 Feb 5;26(2):92-7. PMID: 26477994

味噌汁の飲みすぎで
高血圧になる？

　血圧が高い人は、塩分を控えたほうが良い、などと言われること
も多いでしょう。また、日本人にとって主要な塩分摂取の原因とな
るのが味噌汁ではないでしょうか。一般的には塩分が濃いと思われ
ている味噌汁を毎日食べることは、高血圧の人にはあまり良くない
生活習慣という印象があります。そんな中、日本人を対象に、味噌
汁を食べる頻度と、血圧の関連を検討した研究論文[1]が日本内科学
会誌（英文誌）2017年1月号に掲載されました。

　この研究では、**地域医療機能推進機構 九州病院（北九州市八幡西
区）で健康診断を受けた50 ～ 81歳の527人（平均60.4歳）**が対
象となりました。アンケート調査に基づき、被験者の味噌汁摂取頻
度について「週に1杯未満」、「週に4杯未満」、「週に7杯未満」、「週
に7杯以上」の4グループに分類し、各グループ間で血圧の値を比
較検討しています。さらに、味噌汁の摂取と高血圧の発生率に関し
ても検討されました。なお、結果に影響を与えうる、年齢、性別、
高血圧の治療状況、喫煙習慣などの因子について、統計的に補正し
て解析されています。

　その結果、味噌汁の摂取頻度と血圧に関連性は認められませんで
した。収縮期血圧（上の血圧、単位はmmHg）は週に1杯未満で
130.5、週に4杯未満で131.2、週に7杯未満で129.9、週に7杯
以上で126.7と、各グループ間で統計的にも有意な差はありません
でした。さらに味噌汁の摂取と高血圧の発生率にも関連性は認めら
れませんでした。

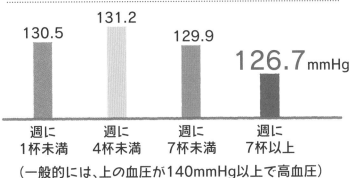

味噌汁の摂取頻度と収縮期血圧（上の血圧）

130.5	131.2	129.9	**126.7**mmHg
週に1杯未満	週に4杯未満	週に7杯未満	週に7杯以上

（一般的には、上の血圧が140mmHg以上で高血圧）

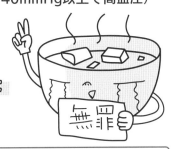

味噌汁で
血圧は上がらなかった

コメント

　週に7杯以上、味噌汁を摂取していた人たちの収縮期血圧が低い傾向にありますが、こうした人たちは、味噌汁を制限なく食べることができる健康的な集団だったのかもしれません。この研究結果から、味噌汁を食べる習慣と血圧上昇に何ら関係性が無いと結論することもできませんが、適度な摂取量において、血圧に与える味噌汁の影響は、それほど大きなものではないのかもしれません。

📖 文献情報

1) Ito K, et al : The Effects of the Habitual Consumption of Miso Soup on the Blood Pressure and Heart Rate of Japanese Adults: A Cross-sectional Study of a Health Examination. Intern Med. 2017;56(1):23-29. PMID: 28049996

毎日朝食をとらないと
健康にわるい？

　毎日しっかり朝食を食べることは、健康的なイメージがありますが、なにかと忙しい時間帯だけに、朝食を抜いてしまう事も多いでしょう。過去には、朝食をしっかり摂らない食習慣が、肥満や生活習慣病の発症リスク増加につながるという研究報告もあります[1)2)3)]。とはいえ、こうした食習慣が本当に心臓病や脳卒中の発症リスクを高めるかどうかについては、あまりよく分かっていませんでした。そんななか、朝食の摂取頻度と心臓病や脳卒中との関連を検討した研究論文[4)]が、米国心臓協会が発行する脳卒中専門誌の2016年2月号に掲載されました。

　この研究では、**45〜74歳で心臓病のない日本人82,772人（男性38,676人）**が対象となりました。被験者は、朝食の摂取頻度に応じて、「0〜2日/週」、「3〜4日/週」、「5〜6日/週」、「毎日」の4つのグループに分けられています。なお、結果に影響を与えうる年齢、性別、飲酒状況、喫煙状況、睡眠時間などの因子について、統計的に補正を行い解析しています。

　その結果、朝食を毎日食べる人に比べて、週に0〜2回の人では、心臓病の発症が14％、脳卒中の発症が18％、統計的にも有意に増加しました。また脳卒中の中でも、特に脳出血では36％のリスク増加が示されています。

朝食は毎日摂りましょう

朝食の摂取頻度と心臓病・脳卒中のリスク

（※統計的な有意差なし）

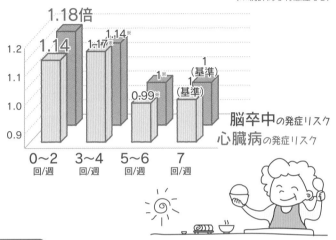

コメント

　朝食を毎日食べる人は、健康意識が高く、潜在的に病気を発症しにくい集団だった可能性があります。とはいえ、冒頭述べたように朝食を食べない食習慣が、生活習慣病の発症リスクを増加させるという報告は既にいくつか報告されており、1日の中でバランスよく食事を摂取することが健康の秘訣かもしれませんね。

📖🔍 文献情報

1) Smith KJ, et al : Skipping breakfast: longitudinal associations with cardiometabolic risk factors in the Childhood Determinants of Adult Health Study. Am J Clin Nutr. 2010 Dec;92(6):1316-25. PMID: 20926520
2) Horikawa C, et al : Skipping breakfast and prevalence of overweight and obesity in Asian and Pacific regions: a meta-analysis. Prev Med. 2011 Oct;53(4-5):260-7. PMID: 21925535
3) Odegaard AO, et al : Breakfast frequency and development of metabolic risk. Diabetes Care. 2013 Oct;36(10):3100-6. PMID: 23775814
4) Kubota Y, et al : Association of Breakfast Intake With Incident Stroke and Coronary Heart Disease: The Japan Public Health Center-Based Study. Stroke. 2016 Feb;47(2):477-81. PMID: 26732562

「食の欧米化」は
本当に不健康をもたらす？

　「食の欧米化」というと、どんなイメージがありますでしょうか。コレステロールが高そうであるとか、糖尿病や高血圧などの生活習慣病になりやすいとか、そんな印象を持たれる方も少なくないでしょう。やはり日本古来の和食のほうが、健康的な食事であると考えている方も多いと思います。そんななか、食事パターンと、死亡リスクの関連を検討した研究論文[1]が、プロス・ワンという科学雑誌に2017年4月26日付で掲載されました。

　この研究では、**45～74歳の日本人で、特に大きな病気をした経験がない男性36,737人と女性44,983人**が対象となっています。野菜、果物、海藻、キノコ、魚などをたくさん食べる健康的食事パターン、西洋食パターン、そして伝統的な日本食パターンの3つの食事パターンについて、その摂取量に応じて4つの集団にグループ分けし、最も摂取量の少ないグループと比較した死亡のリスクを、各摂取量に応じて解析しています。なお、結果に影響を与えうる年齢、性別、体格指数（BMI）、喫煙状況、糖尿病の有無などの因子について、統計的に補正を行い解析されました。

　平均で約15年にわたる追跡調査の結果、健康的食事パターンと西洋食パターンでは、最も摂取量の少ないグループに比べて、最も摂取量の多いグループで、死亡のリスクがそれぞれ18％と9％、統計的にも有意に減少しました。一方、伝統的な日本食では明確なリスク低下を認めませんでした。

最低摂取量の死亡リスクを1とした場合の 各摂取量における相対比

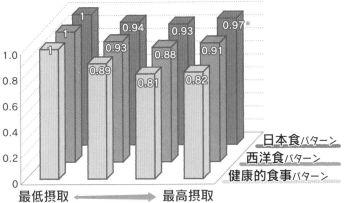

（※統計的な有意差なし）

1.0
0.8
0.6
0.4
0.2
0

日本食パターン
西洋食パターン
健康的食事パターン

最低摂取 ⟷ 最高摂取

1　1　1
0.89　0.93　0.94
0.81　0.88　0.93
0.82　0.91　0.97※

食の**欧米化**は不健康 とは言いきれない

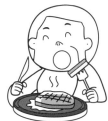

コメント

　もちろん、伝統的な日本食が体に悪い、というわけではありませんけど、西洋食であっても健康面に悪い影響を与えるわけではないということが示されています。ごくわずかですが、死亡のリスク低下まで示されており、「食の欧米化」は必ずしも不健康をもたらすものではないと言えるかもしれません。

📖 文献情報

1) Nanri A, et al : Dietary patterns and all-cause, cancer, and cardiovascular disease mortality in Japanese men and women: The Japan public health center-based prospective study. PLoS One. 2017 Apr 26;12(4):e0174848 PMID: 28445513

休肝日は週に何日
設けたほうが良い？

　アルコールは肝臓で代謝されるため、連日の飲酒は肝臓に負担を
かけると言われています。そのため、飲酒習慣のある人では、お酒
を飲まない "休肝日" を設けることが健康に良いと考えられていま
す。ところで、休肝日の頻度はどのくらいで設定することが望まし
いのでしょうか。週に2日が良いとか、週に1日でもよい、と言う
ような情報もありますが、その根拠について語られることは少ない
ように思います。そのような中で、米国の疫学専門誌2007年5月
号に、飲酒頻度や飲酒量と死亡のリスクを検討した研究論文[1]が報
告されています。

　この研究は**40～69歳の日本人88,746人**を対象に、飲酒頻度、
飲酒量（アルコール換算量；例えばビール633mLのアルコール量は
23ｇ）についてアンケートを行い、平均で11.9年にわたり追跡調
査をしたものです。なお休肝日に関する解析は、このうち男性のみ
（41,702人）を対象に検討されています。

　その結果、飲酒量が週に300g未満の人では、飲酒頻度が月に
1～3回の人と比較して、週に1～2日の人、週に3～4日の人、週
に5～7日の人、いずれにおいても死亡のリスクに明確な差は見ら
れませんでした。ところが、飲酒量が週に300gを超えると、週に
4日以下の人では死亡のリスクが変わらない一方で、週に5～7日
の人では、1.29倍（飲酒量300～449g/週）から1.55倍（飲酒量
450g以上/週）、統計的にも有意に死亡のリスクが増加しました。

飲酒頻度と死亡リスク

（※統計的な有意差なし）

一週間にアルコール換算で…
■ 150g 未満　□ 150〜299g　■ 300〜449g　■ 450g以上

月に1〜3回飲酒の人に比べて…

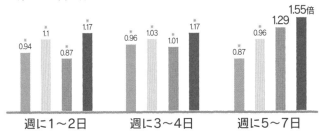

| 週に1〜2日 | 週に3〜4日 | 週に5〜7日 |

0.94　1.1　0.87　1.17　　0.96　1.03　1.01　1.17　　0.87　0.96　1.29　1.55倍

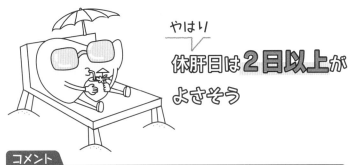

やはり

休肝日は**2日以上**が よさそう

コメント

　毎日飲酒をしない人は、飲酒以外にも健康に配慮している可能性が高く、この結果が因果関係を決定づけるものではないように思います。とはいえ、飲酒習慣のある人においては、2日以上の休肝日を設けることで、死亡リスクを低下させることができるかもしれません。

📖 文献情報

1）Marugame T, et al : Patterns of alcohol drinking and all-cause mortality: results from a large-scale population-based cohort study in Japan. Am J Epidemiol. 2007 May 1;165(9):1039-46. PMID: 17344205

健康に気を使うなら缶ビールは
1日何本まで?

　飲酒がもたらす健康への影響については、複数の研究が報告されています。お酒の飲みすぎは体に良くない、というのは想像しやすいと思いますが、飲酒量が少なすぎても死亡のリスクが増えるという報告[1]も存在します。しかし、お酒を少量しか飲まない人の中には、お酒を飲めるような健康状態にない人など、もともと死亡のリスクが高い人たちが含まれています。

　したがって、健康に悪影響を与えない飲酒量がどの程度かについては議論の余地がありました。そんななか世界的に有名な医学誌、ランセットの電子版に、飲酒量と死亡リスクの関連を検討した研究論文[2]が2018年4月14日付で掲載されました。

　この研究は、**高所得国19か国**における3つの大規模データベースを用いて実施された83件の研究参加者、**599,912人**分のデータを解析したもので、アルコール換算した飲酒量と、死亡リスクの関連を検討したものです。年齢、性別、糖尿病の有無、喫煙状況など、結果に影響を与えうる因子について統計的に補正を行い、1週間のアルコール摂取量100gあたりの死亡リスクが見積もられました。

　解析の結果、アルコールの摂取量が増加するとともに死亡のリスクも上昇することが示され、最も死亡リスクが低い摂取量は、1週間に100g未満であることが分かりました。また、40歳における残りの平均余命は、1週間のアルコール摂取量が0〜100gの集団と比較して、100〜200gの集団で6か月、200〜350gの集団で1〜2年、350gを超える場合集団では4〜5年短縮することが示されました。

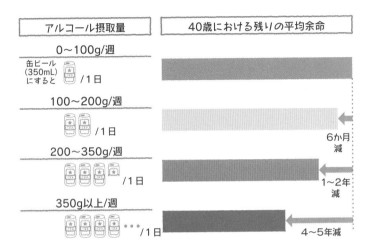

| アルコール摂取量 | 40歳における残りの平均余命 |

0〜100g/週

缶ビール
(350mL)
にすると　/1日

100〜200g/週

/1日　6か月減

200〜350g/週

/1日　1〜2年減

350g以上/週

・・・/1日　4〜5年減

飲みすぎは要注意！

コメント

　40歳時点での余命が5年ほど短縮するという結果は衝撃的ですが、アルコール摂取量を週に100g以下に抑えるには、1日平均で、350mLの缶ビールは1缶程度までということになります。お酒好きの方にとってはもう少し飲みたいな、と思う量かもしれませんね。

📖🔍文献情報

1) Saito E, et al : Impact of Alcohol Intake and Drinking Patterns on Mortality From All Causes and Major Causes of Death in a Japanese Population. J Epidemiol. 2018 Mar 5;28(3):140-148. PMID: 29129895
2) Wood AM, et al : Risk thresholds for alcohol consumption: combined analysis of individual-participant data for 599 912 current drinkers in 83 prospective studies. Lancet. 2018 Apr 14;391(10129):1513-1523. PMID: 29676281

013

学校給食は肥満の防止に
効果がある？

　小児肥満は、世界的に増加傾向にある一方で、日本では少ないと言われています。この理由について、学校給食制度を挙げることができますが[1]、小児肥満の予防にどれほど寄与しているのか、実証的な報告はありませんでした。そんななか、英国の公衆衛生学専門誌の電子版に、学校給食と中高生における肥満状況の関連を検討した論文[2]が2018年6月5日付で掲載されました。

　この研究では、文部科学省が実施している学校給食実施状況等調査と、学校保健統計調査（5～17歳の児童及び生徒の5％をランダムに抽出し解析対象）のデータを用いて、2006～2015年における県レベルでの給食実施率、及び中学2年生から高校1年生の栄養状態指標が調査されています。栄養状態指標については、基準体重を20％超過している「過体重」、基準体重を30％超過している「肥満」、基準体重を20％下回る「やせ」の生徒の割合が算出され、給食実施率との関連性が検討されました。

　解析の結果、県レベルの給食実施率が10％増加すると、翌年の過体重の男子の割合は0.37％、肥満の男子の割合は0.23％、統計的にも有意に減少することが示されました。このことは、1年間において過体重の男子の3.7％、肥満の男子の4.6％が減少することを意味しています。一方で、女子については、過体重、肥満が減少する傾向が見られたものの、統計的な有意差は示されませんでした。

給食実施の効果

給食実施率 **10%増加**すると…

（一年間で）

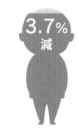

3.7% 減

過体重男子の割合

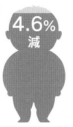

4.6% 減

肥満男子の割合

学校給食は

肥満予防に貢献している

コメント

　学校給食は、食事バランスの偏りを防ぐことに有効であることが他の研究でも示されており[1]、思春期の肥満を減らす効果的な手法として期待できそうです。女子では明確な肥満予防効果は示されていませんが、これは日本の若年女性が、そもそもやせている傾向にあることと関連しているかもしれません。

📖 文献情報

1）Yamaguchi M, et al : Universal school lunch programme closes a socioeconomic gap in fruit and vegetable intakes among school children in Japan. Eur J Public Health. 2018 Aug 1;28(4):636-641. PMID: 29590324
2）Miyawaki A, et al : Impact of the school lunch program on overweight and obesity among junior high school students: a nationwide study in Japan.J Public Health (Oxf). 2019.Jun 1:41(2):362-370. PMID: 29873776

ダイエット炭酸飲料で
高齢者の肥満は予防できる?

　糖質を含まず人工甘味料などで甘味を付けたダイエット炭酸飲料は、健康志向の人や、肥満を指摘された人などに適した飲料だと言えるかもしれません。しかしながら、ダイエット炭酸飲料で肥満を改善できるかどうかについては議論の余地があります。特に高齢者での研究報告はほとんどありません。そんな中、高齢者におけるダイエット炭酸飲料とウエスト周囲の変化を調査した論文[1]がアメリカ老年医学会誌2015年4月号に掲載されました。

　この研究は1992〜96年時点で**65歳以上であったアメリカ人749人**を対象とし、2000〜01年、2001〜03年、2003〜04年の3つの期間で、ダイエット炭酸飲料の摂取量、ウエスト周囲などを調査したものです。

　被験者はダイエット炭酸飲料の摂取がない人(255人、平均69.6歳)、たまに摂取する人(89人、平均69.7歳)、毎日摂取する人(40人、平均69.0歳)の3つのグループに分類され、研究開始時からのウエスト周囲の変化を、合計9.4年にわたり調査されました。なお、研究結果に影響を与えうる年齢など人口統計的特性、身体活動、糖尿病、喫煙などの因子で結果を調整しています。

　解析の結果、ダイエット炭酸飲料を摂取する人でウエスト周囲が増加するという予想に反する結果が示されました。ウエスト周囲変化はダイエット炭酸飲料を摂取する人で+2.11cm、摂取しない人で+0.77cmと、摂取する人で約3倍大きかったのです。

ウエスト周囲増加量（cm）

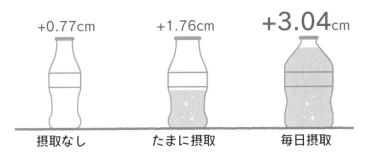

+0.77cm　　　　　+1.76cm　　　　**+3.04**cm

摂取なし　　　　　たまに摂取　　　　毎日摂取

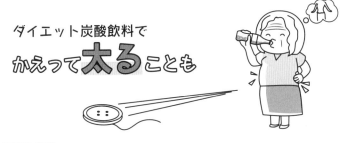

ダイエット炭酸飲料で

かえって**太る**ことも

コメント

　摂取カロリーを気にしている肥満の人がダイエット炭酸飲料を多く摂取していた可能性もあり、この研究結果はダイエット炭酸飲料が肥満をもたらすという因果関係を決定づけるものではありません。とはいえ、少なくとも、ダイエット炭酸飲料に明確な肥満改善効果があるとも言えません。

📖 文献情報

1) Fowler SP, et al : Diet soda intake is associated with long-term increases in waist circumference in a biethnic cohort of older adults: the San Antonio Longitudinal Study of Aging.J Am Geriatr Soc. 2015 Apr;63(4):708-15. PMID: 25780952

015

1日おき断食で、
ダイエット効果を期待できる？

　ダイエット方法に関する情報はインターネット上にも数多く存在しますが、近年では「1日おき断食」なる方法も紹介されています。

　ダイエットといえば1日のカロリー摂取を控え、それを毎日維持することが基本的な方法といえますが、この1日おきの断食は、通常のカロリー制限に比べて、効果的に体重を減らすことができるのでしょうか。そんな中、米国医師会の内科専門誌電子版に5月1日付で、1日おきの軽い断食と、毎日のカロリー制限の体重減少効果を比較した論文[1]が掲載されました。

　研究の対象となったのは、**米国イリノイ州在住の肥満成人100人（平均BMI34、平均年齢44歳）**です。被験者は、1日おきの軽い断食を実施するグループ、毎日のカロリー制限を行うグループ、何もしないグループの3つにランダム（でたらめ）に振り分けられています。何もしないグループを基準として、1日おきの断食グループと、毎日のカロリー制限グループの体重変化が比較されました。

　その結果、体重変化は、何もしないグループに比べて、1日おきの断食をしたグループでは6か月時点で-6.8％、12か月時点で-6.0％でしたが、毎日のカロリー制限をしたグループでも、6か月時点で-6.8％、12か月時点で-5.3％となっており、6か月、12か月時点ともに、2つのグループで体重変化に統計的な有意差を認めませんでした。

ダイエットをしないグループと比較した体重変化

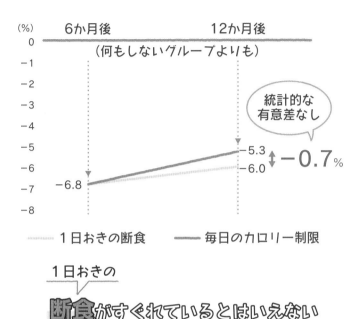

（%）

6か月後　　　　12か月後

（何もしないグループよりも）

統計的な有意差なし

−6.8　　　　−5.3　−0.7%
　　　　　　　−6.0

········· 1日おきの断食　　──── 毎日のカロリー制限

1日おきの
断食がすぐれているとはいえない

コメント

　本研究では、1日おきの軽い断食を実施するグループと、毎日のカロリー制限を行うグループで、体重減少効果はほぼ同等であり、インターネット上で散見される「1日おき断食」は、効果的なダイエット法とは言えないように思います。

📖 文献情報

1）Trepanowski JF, et al : Effect of Alternate-Day Fasting on Weight Loss, Weight Maintenance, and Cardioprotection Among Metabolically Healthy Obese Adults: A Randomized Clinical Trial. JAMA Intern Med. 2017 Jul 1;177(7):930-938. PMID: 28459931

016

カロリーオフ食品はダイエットに効果がある？

　カロリーオフをうたう食品は数多くあります。特にシュガーレスや、ノンシュガーと言われるような、砂糖を使用せず、人工甘味料を使った食品や飲料にはダイエット効果が期待できると思われるでしょう。しかしながら人工甘味料の長期的なダイエット効果について、これまで明確なことはあまり良く分かっていませんでした。そんななか、2017年7月17日付でカナダ内科学会誌に、人工甘味料の摂取とBMIとの関連を検討した研究論文[1)]が報告されました。なお、BMIとは[体重(kg)]÷[身長(m)の2乗]で算出される体格指数で、日本肥満学会では18.5以上25未満を普通体重、25以上で肥満と定義しています[2)]。

　この研究は、2016年1月までに報告された研究データを統合解析したものです。**米国、中国、ブラジル、デンマーク、イラン、スペイン、フランス、英国、オーストラリア、日本で実施された37研究、40万人以上**が解析対象となりました。また人工甘味料の摂取との関連性は、BMIだけでなく、高血圧や糖尿病など、生活習慣病の発症についても検討されています。

　解析の結果、人工甘味料の摂取はBMIを減少させるどころか、むしろ増加させる可能性が示されました。さらに肥満、高血圧、メタボリックシンドローム、糖尿病、心臓病、脳卒中についても、人工甘味料の摂取で発症リスクの増加が示されています。

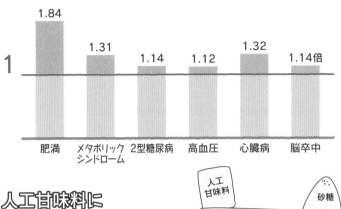

人工甘味料を
摂取していない人と比較した相対比

	肥満	メタボリック シンドローム	2型糖尿病	高血圧	心臓病	脳卒中
	1.84	1.31	1.14	1.12	1.32	1.14倍

人工甘味料に
ダイエット効果なし

コメント

　この研究結果の解釈を巡り様々な意見があるかもしれません。人工甘味料を積極的に摂取することで、肥満や生活習慣病の発症率が増えるというよりは、生活習慣病の発症リスクが高い人では、健康に高い関心を持つようになり、それゆえ人工甘味料の摂取量が高いという可能性もあります。少なくとも、人工甘味料を積極的に摂取したとしても、大きなダイエット効果が期待できるものでもないように思います。

📖🔍**文献情報**

1）Azad MB, et al : Nonnutritive sweeteners and cardiometabolic health: a systematic review and meta-analysis of randomized controlled trials and prospective cohort studies. CMAJ. 2017 Jul 17;189(28):E929-E939. PMID: 28716847
2）一般社団法人日本肥満学会　肥満症診療ガイドライン2016
http://www.jasso.or.jp/contents/magazine/journal.html

カフェインで食欲は
抑えられる？

017

　カフェインダイエットに関する情報はインターネット上に数多く存在します。カフェインが、食欲を抑制する体内物質に影響を及ぼすという報告はあるようですが、実際に食欲が低下するかどうかについて、明確なことは分かっていませんでした。そんな中、カフェインの摂取と、食事摂取量の関連を検討した研究論文[1]が、栄養学に関する国際誌に、2018年7月16日付で掲載されました。

　この研究では、**米国に在住している18〜50歳の53人**が対象となり、合計で3回の試験が行われました。各試験において、被験者は、カフェイン0mgのプラセボ、体重あたり1mg（コーヒー約120mL相当量）のカフェイン、体重あたり3mg（コーヒー約360mL相当量）のカフェインを、それぞれランダムな順番で摂取しています。カフェイン摂取後に朝食を食べてもらい、さらに就寝するまでの食欲の変化と食事内容を記録してもらいました。

　最終的に51人のデータが解析された結果、朝食の摂取量は、体重あたり1mgのカフェインを摂取した後で650.4kcalと、カフェインの摂取なしの721.2kcalや、体重あたり3mgのカフェインを摂取した後の714.7kcalと比べて、約10％、統計的にも有意に減少しました。しかしながら、体格指数（BMI）で層別化して解析してみると、BMIが25以上の集団では、カフェインを体重あたり1mg摂取した人で、朝食の摂取量が多い傾向にありました。また1日の総摂取カロリー及び、空腹感については、カフェインの摂取有無で明確な差はありませんでした。

カフェイン摂取と朝食量(kcal)

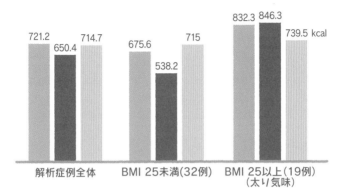

■ カフェインなし　■ 体重当たり1mg摂取　■ 体重当たり3mg摂取

- 解析症例全体：721.2 / 650.4 / 714.7
- BMI 25未満(32例)：675.6 / 538.2 / 715
- BMI 25以上(19例)（太り気味）：832.3 / 846.3 / 739.5 kcal

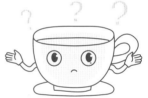

カフェインダイエットの効果は？？？

コメント

　食欲抑制効果があると言われていたカフェインですが、その摂取量と朝食の摂取量に一貫した関連性は見られず、また1日の総摂取カロリーについても明確な差を認めていません。やはり根拠のないダイエット情報は鵜呑みにすべきではないでしょう。カフェインのとりすぎは頭痛や吐き気などの副作用を招くこともあり注意が必要です。

📖 文献情報

1）Panek-Shirley LM, et al : Caffeine Transiently Affects Food Intake at Breakfast. J Acad Nutr Diet. 2018 Oct;118(10):1832-1843. PMID: 30033159

018

積極的な水分摂取で
ダイエットできる？

　過去の文献報告[1]によれば、水を飲むことが摂取カロリーの低下をもたらし、肥満の予防に効果的である可能性が示されています。確かにお水を飲むと空腹がまぎれる、なんてことはありますよね。そんな中、お水の摂取と過体重（肥満ではないが標準体重よりも太っている状態）との関連性を検討した研究論文[2]が、日本疫学会誌の電子版に３月１６日付けで掲載されました。

　この研究では、標準体重（体格指数［BMI］が平均 で21 kg/m^2）であった**中国在住の3,200人（18 ～ 65歳）**が対象となり、１日当たりのお水の摂取量（１杯を240 mLと定義）と過体重（BMIが24 kg/m^{2}以上）リスクの関連が検討されています。なお、結果に影響を与えうる年齢、教育水準、喫煙状況、睡眠時間、身体活動量、エネルギー摂取量などの因子について、統計的に補正を行って解析をしています。

　５年にわたる追跡調査の結果、１日のお水の摂取量が２ ～ ３杯と比較して、４ ～ ５杯で26％、６杯以上で45％、統計的にも有意に過体重のリスクが低下しました。また、摂取用量ごとの過体重リスクを検討したところ、お水の摂取が１杯増加するごとに、男性で6.5％、女性で8.4％、過体重リスクが低下することも示されました。

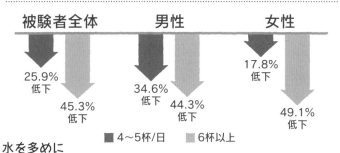

水の摂取「2～3杯/日」と比較した過体重リスク低下度（%）

被験者全体
25.9%
低下
45.3%
低下

男性
34.6%
低下
44.3%
低下

女性
17.8%
低下
49.1%
低下

■ 4～5杯/日　■ 6杯以上

水を多めに

摂ることで
ダイエット効果が期待できる

コメント

　お水の摂取そのものにダイエット効果があるというより、お水を多めに飲んでいる人は、もともとダイエットに関心が高い人だった可能性もあります。また、お水といえど、一度に大量に飲んでしまうと、場合によっては、体内の電解質バランスを大きく崩してしまうこともあり注意が必要です。しかしながら、適度な水分摂取であれば、健康に悪影響を及ぼす可能性も少ないでしょう。体重が気になる方は1日当たり1～1.5リットルくらいを目安にお水を飲んでみてはいかがでしょうか。

📖 文献情報

1) Daniels MC, et al : Impact of water intake on energy intake and weight status: a systematic review. Nutr Rev. 2010 Sep;68(9):505-21. PMID: 20796216

2) Pan XB, et al : Plain Water Intake and Association with the Risk of Overweight in the Chinese Adult Population: China Health and Nutrition Survey 2006-2011. J Epidemiol. 2019 Mar 16. [Epub ahead of print] PMID: 30880306

019

超加工食品の食べ過ぎは
健康に悪い？

　野菜や果物、あるいは新鮮な魚など、加工度が低く、添加物が少ない食品は健康に良いイメージがあります。他方で、スナック菓子、インスタントラーメン、ハンバーガー、サラミやソーセージなど、高度に加工された食品を毎日食べ続けることは、健康に良い食習慣とは言えないかもしれません。そんな中、高度に加工された超加工食品の摂取と健康への影響を検討した研究論文[1]が、2019年5月29日付で英国医師会誌電子版に掲載されました。

　この研究では、**スペインに在住している20〜91歳の19,899人**が解析対象となりました。アンケート調査によって、超加工食品の摂取量を「1日2食未満」「1日2〜3食未満」「1日3〜4食以下」「1日4食超」の4つのグループに分け、死亡のリスクを比較しています。なお、結果に影響を与えうる年齢、性別、婚姻状況、喫煙・飲酒状況、1日の摂取カロリーなどの因子について、統計的に補正を行い解析されました。

　1999年から2014年まで2年ごとに追跡調査した結果、超加工食品の摂取量が最も多い集団（1日4食超）では、最も少ない集団（1日2食未満）に比べて、死亡のリスクが1.62倍、統計的にも有意に高いことが示されました。また、超加工食品が1食分増加するごとに、死亡のリスクが18％、統計的にも有意に増加することも示されました。

超加工食品の摂取頻度と死亡リスク

（※統計的な有意差なし）

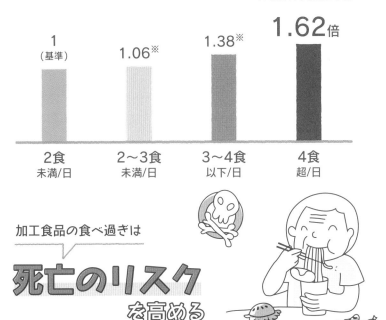

加工食品の食べ過ぎは

死亡のリスク
を高める

コメント

　超加工食品を好んで食べている人では、潜在的に生活習慣病リスクが高く、健康的な食事をしている人に比べてそもそも死亡のリスクが高いのかもしれません。とはいえ、食習慣が偏っていると感じている人では、超加工食品の摂取を少しでも控えてみると、健康に良い影響が期待できるかもしれませんね。

📖🔍 文献情報

1）Rico-Campà A, et al：Association between consumption of ultra-processed foods and all cause mortality: SUN prospective cohort study. BMJ. 2019 May 29;365:l1949. PMID: 31142450

020

辛い食べ物は健康に悪い？

辛い食べ物というと、なんとなく胃に負担をかけるようなイメージもあり、毎日食べることは健康に悪影響を及ぼすと感じる人も少なくないでしょう。しかしながら、辛い食べ物の摂取と、胃潰瘍など消化器系疾患との関連性はあまり明確ではなく、むしろ肥満やがんの予防などに有益な影響を与えるのではないかとも言われています[1)2)]。健康に良いのか、それとも良くないか、英国医師会誌電子版2015年8月4日付で辛い食べ物の摂取と死亡の関連を検討した研究論文[3)]が掲載されました。

この研究は**中国の10地域から30 ～ 79歳の487,375人**を対象に、過去1か月にどのくらい辛い物を食べたか調査を行い、死亡のリスクを検討したものです。辛い食べ物の多くは唐辛子によるものでした。なお、結果に影響を与えうる年齢や性別などの人口統計的特性、喫煙や飲酒状況などの生活習慣、病歴などの因子で統計的に補正を行い解析しています。

中央値で7.2年にわたる追跡調査の結果、死亡のリスクは、辛い食べ物を食べる頻度が週に1回未満だった人に比べて、週に1 ～ 2日の人で10％、週に3 ～ 5日の人で14％、週に6 ～ 7日の人で14％、統計的にも有意に低下することが示されました。

辛い食べ物は
必ずしも健康によくないとは言えない

辛い食べ物を食べる頻度と健康リスク

（※統計的な有意差なし）

■ 総死亡リスク　■ 脳血管病リスク　■ 糖尿病リスク

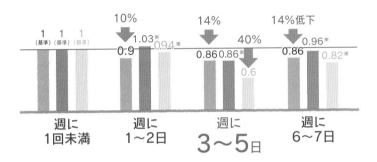

| | 週に 1回未満 | 週に 1〜2日 | 週に 3〜5日 | 週に 6〜7日 |

（1 基準）（1 基準）（1 基準）

10% → 0.9　1.03※　0.94※

14% → 0.86　0.86※　40% 0.6

14%低下 → 0.86　0.96※　0.82※

　中国において辛い食べ物をより多く摂取できる人たちは、その他の食事内容も充実しており、良好な栄養状態であった可能性や、社会経済的地位も高く、生活面でより健康的であった可能性など、潜在的に死亡リスクが低い集団だったのかもしれません。したがって、示された結果は因果関係を決定づけるものではありません。とはいえ、通常の摂取量においては、辛い食べ物を毎日摂取しても死亡リスクが増加するということでもないかもしれませんね。

文献情報

1) Yoshioka M, et al : Effects of red pepper on appetite and energy intake. Br J Nutr. 1999 Aug;82(2):115-23. PMID: 10743483

2) Aggarwal BB, et al : Molecular targets of nutraceuticals derived from dietary spices: potential role in suppression of inflammation and tumorigenesis. Exp Biol Med (Maywood). 2009 Aug;234(8):825-49. PMID: 19491364

3) Lv J, et al : Consumption of spicy foods and total and cause specific mortality: population based cohort study.BMJ. 2015 Aug 4;351:h3942. PMID: 26242395

021

揚げ物はどれくらい
健康に悪いの？

揚げ物は健康に良くないイメージがあると思いますが、実際にどの程度の健康リスクがあるのでしょう。揚げ物が健康にどのような影響を与えるのかを検討した研究論文[1]が、2019年1月23日付で英国医師会誌に掲載されました。

この研究は、**米国における50 〜 79歳の女性106,966人**を対象にしたもので、揚げ物の摂取量と死亡リスクとの関連性が調査されています。揚げ物の摂取頻度と分量については、自己報告によるアンケート調査によって評価され、揚げ物の種類は、フライドチキン、魚介類(魚や貝類)のフライ、その他の揚げ物(フライドポテト、ポテトチップス、トルティーヤ・チップス等)に分類されています。なお、結果に影響を与えうる年齢、喫煙・飲酒状況、総カロリー摂取量などの因子について、統計的に補正を行い解析しています。

調査の結果、揚げ物を食べない人と比べて、1日1食分以上食べる人では、総死亡リスクが8％、統計的にも有意に増加することが示されました。また、1週間に1食分以上食べる人では、フライドチキンで総死亡が13％、心臓病による死亡が12％、魚介類のフライで総死亡が7％、心臓病による死亡が13％、統計的にも有意に増加するという結果でした。なお、その他の揚げ物ではリスクの上昇は認められませんでした。

揚げ物1日1食以上
摂取した場合の健康リスク

[女性での結果]

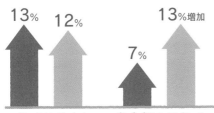

13%　**12%**　　**13%増加**

7%

2%　**5%**
低下傾向※　低下傾向※

フライドチキン　　魚介類のフライ　　その他の揚げ物

■ 総死亡リスク　　■ 心臓病による死亡リスク

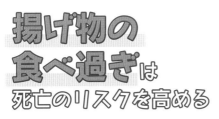

揚げ物の
食べ過ぎは
死亡のリスクを高める

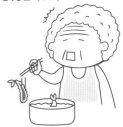

コメント

　揚げ物は食べたいけれど健康も気になる、という方では、フライドチキンや魚介類以外の揚げ物にしてみると良いかもしれません。とはいえ、この研究は女性を対象にしたものですので、男性にも同様に当てはまるかどうかは不明です。また、揚げ物を毎日食べる人は、そもそも食習慣が偏っている可能性があり、フライドチキンや魚介類のフライの摂取が死亡リスクの増加をもたらすかどうかについては議論の余地があります。

📖🔍 文献情報

1) Sun Y, et al : Association of fried food consumption with all cause, cardiovascular, and cancer mortality: prospective cohort study. BMJ. 2019 Jan 23;364:k5420. PMID: 30674467

022

飲酒による発癌のリスクは
タバコ何本分？

　適度な飲酒は健康に良いなどと言われることもありますが、近年報告されている研究では、少量の飲酒でも、健康に悪影響を及ぼす可能性が示されています[1]。そんな中、飲酒による癌の発症リスクを、生涯リスク（人の一生を通じて健康障害が発生しうる潜在的可能性）という視点で検討した研究論文[2]が、生物医学分野の大手出版社、バイオメド・セントラルが発行する公衆衛生の専門誌に2019年3月28日付で掲載されました。

　この研究では**英国における一般的な集団**の発癌に関する生涯リスクを解析したうえで、飲酒によって発生しうる癌の生涯リスクを、喫煙によって発症しうる癌の生涯リスクに換算した場合、どの程度に相当するのかについて検討しています。

　解析の結果、非喫煙者において**1週間にワイン1本飲む人は、男性で1.0％、女性で1.4％、がんの生涯リスクが増加**しました。つまり非喫煙男性1,000人、非喫煙女性1,000人が、1週間にワイン1本を飲んでいると、男性で10人、女性で14人が一生のうちのどこかで癌を発症することになります。このリスクを喫煙による癌の発症リスクに換算すると、**男性で1週間に5本、女性で1週間に10本**という結果でした。

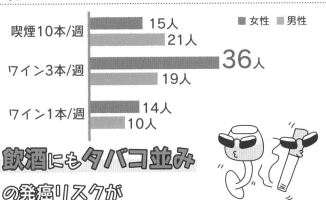

癌の生涯リスク増加
（1,000人当たりの生涯発症人数）

■女性 ■男性

喫煙10本/週 15人／21人

ワイン3本/週 36人／19人

ワイン1本/週 14人／10人

飲酒にもタバコ並み の発癌リスクが

コメント

　喫煙による発癌リスクは広く知られている事実ではありますが、アルコールやその代謝物であるアセトアルデヒドにも発癌リスクがあります。飲酒に関連する癌では、口腔、咽頭、食道、大腸がんの報告が多いようですが、女性では乳癌リスクが増加したとする報告もあります[3]。喫煙と比べれば、飲酒と癌の関連は注目を集める機会が少ないかもしれません。しかし、生涯リスクという視点や喫煙本数で換算してみると、軽視できないリスクの大きさが見えてくることでしょう。

📖文献情報

1) GBD 2016 Alcohol Collaborators. Alcohol use and burden for 195 countries and territories, 1990-2016: a systematic analysis for the Global Burden of Disease Study 2016. Lancet. 2018 Sep 22;392(10152):1015-1035. PMID: 30146330

2) Hydes TJ, et al : A comparison of gender-linked population cancer risks between alcohol and tobacco: how many cigarettes are there in a bottle of wine? BMC Public Health. 2019 Mar 28;19(1):316. PMID: 30917803

3) 飲酒と発がんについては厚生労働省が運営している情報サイト「e-ヘルスネット」の"アルコールと癌"のページに分かりやすくまとめられています。https://www.e-healthnet.mhlw.go.jp/information/alcohol/a-01-008.html

023

風邪予防にビタミンD サプリメントが効く？

サプリメントとしてドラックストアなどでも市販されているビタミンDには、抗ウイルス作用があることを示した研究報告があります[1][2]。したがって、理論上は風邪など感染症を予防する効果があると考えられます。そんななか、風邪に対するビタミンDの予防効果について、複数の研究データを統合解析した論文[3]が、英国医師会誌に2017年2月15日付で掲載されました。

この研究は、2015年12月までに報告されたランダム化比較試験（治療効果を検討するうえで最も妥当性の高い研究手法）を統合解析したものです。ビタミンDサプリメントの摂取と、プラセボ（成分を含まない偽薬）の摂取を比較し、風邪の発症を検討した研究25件の参加者**10,933人**のデータが対象となりました。なお解析に組み入れられたのは、**米国、日本、アフガニスタン、フィンランド、ポーランド、インド、ベルギー、モンゴル、ニュージーランド、スウェーデン、イタリア、オーストラリア、カナダ、英国、イスラエル**で実施された研究でした。

統合解析の結果、風邪を少なくとも1回以上発症した人の割合は、ビタミンDサプリメントを摂取した人たちで40.3％、プラセボを摂取した人たちで42.2％と、ビタミンDサプリメントの摂取で風邪の発症が12％低下しました。この効果は、ビタミンDサプリメントを33人に投与すると、そのうち1人の風邪を予防することができるというものです。

少なくとも1回以上、風邪を発症した人

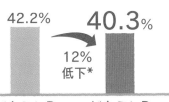

42.2%　　**40.3**%

12%
低下*

ビタミンD
非摂取群

ビタミンD
摂取群

＊年齢, 性別, 追跡期間で統計的に
補正後の相対危険減少

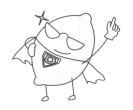

ビタミンDで
風邪予防に期待

コメント

　日本人の平均的な食習慣において、極端にビタミンDが不足するとは考えにくく、積極的にサプリメントを摂取してもこれほどまで大きな効果は期待できないように思います。しかしながら、日光を浴びる機会が少ない、あるいは食事が偏りがちな人ではビタミンDが不足することもあり、こうした人では風邪予防効果がわずかに期待できるかもしれません。とはいえ、いくら風邪予防効果があるからと言っても、年に1回、風邪をひくかどうかという人にとっては、あまり意味のない効果かもしれません。

文献情報

1) Greiller CL, et al : Modulation of the immune response to respiratory viruses by vitamin D. Nutrients. 2015 May 29;7(6):4240-70. PMID: 26035247
2) Telcian AG, et al : Vitamin D increases the antiviral activity of bronchial epithelial cells in vitro. Antiviral Res. 2017 Jan;137:93-101. PMID: 27838350
3) Martineau AR, et al : Vitamin D supplementation to prevent acute respiratory tract infections: systematic review and meta-analysis of individual participant data. BMJ. 2017 Feb 15;356:i6583. PMID: 28202713

024

子供の胃腸炎には、どのような 水分補給が適している？

　お子さんがウイルス性の胃腸炎にかかってしまった時、脱水症状を心配される親御さんは多いかもしれません。医療機関に受診すると、脱水予防に経口補水液（OS-1®など）を勧められることもあるでしょう。経口補水液とはスポーツドリンクと似たような飲料ですが、ミネラル成分を強化し、糖分を抑え、水分補給により適した飲料です。

　しかしながら、お子さんによっては、甘みが少なく塩分のやや強い経口補水液は飲みにくいということもあるかもしれません。ただでさえ嘔吐しているわけですから、できればお子さんの好きなジュースなどで脱水予防できれば、それに越したことはありませんよね。そんな中、米国医師会誌電子版に2016年4月30日付で、胃腸炎へのリンゴジュースと経口補水液の効果を比較した論文[1]が掲載されました。

　この研究では、**カナダの小児救急を受診した、胃腸炎症状と脱水所見のある6か月〜5歳までの患者647人（平均月齢28.3ヵ月）**が対象となりました。被験者は、水で希釈したリンゴジュースを投与するグループ（323人）とリンゴ味の経口補水液を投与するグループ（324人）にランダムに振り分けられ、7日以内の治療失敗（再入院や点滴治療の開始など）が検討されています。

　その結果、治療失敗はリンゴジュースを投与したグループで16.7%、経口補水液を投与したグループでは25.0%と、リンゴジュースは経口補水液に劣らない効果が示されました。

7日以内の治療失敗
（再入院や点滴治療の開始）

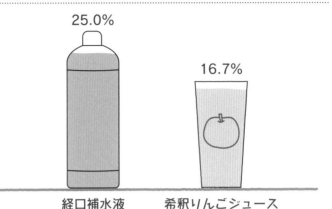

25.0%   16.7%

経口補水液　　　希釈りんごジュース

子供の胃腸炎には
薄めたりんごジュース
でも脱水予防が期待

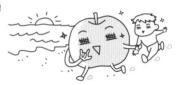

コメント

　重症患者においてはこの限りではないかもしれませんが、経口補水液が飲みづらいということであれば、リンゴジュースを薄めて飲ませても、治療経過に大きな差が無いことが示されています。

📖🔍 文献情報

1) Freedman SB, et al : Effect of Dilute Apple Juice and Preferred Fluids vs Electrolyte Maintenance Solution on Treatment Failure Among Children With Mild Gastroenteritis: A Randomized Clinical Trial. JAMA. 2016 May 10;315(18):1966-1974. PMID: 27131100

025

膀胱炎の予防に水分摂取は効果がある？

　膀胱炎は、細菌感染が原因で膀胱に炎症が起きる病気です。残尿感がある、トイレが近いなどの症状が現れますが、健常成人であれば、抗菌薬などによる適切な治療で速やかに軽快します。

　ところで、膀胱炎の再発予防には、水分摂取が大事だといわれます。水分を多めに摂取することで、排尿回数が増え、膀胱炎の原因となる細菌が体外に排泄されやすくなることがその理由ですが、その効果を裏付ける質の高いデータはありませんでした。そんななか、米国医師会が発行している内科専門誌の電子版に、水分摂取と膀胱炎の再発に関する論文[1]が2018年10月1日付で掲載されました。

　この研究では、**過去1年以内に尿路感染症を3回以上再発したブルガリア人女性140人**（平均35.7歳）が対象となりました。被験者を、普段の水分摂取に加え、1.5Lの水を摂取する群と、普段の水分摂取量を維持する群にランダムに振り分け、膀胱炎の再発頻度が比較されています。

　12か月にわたる追跡の結果、膀胱炎の平均再発回数は、普段の水分摂取量を維持した群で3.2回、普段の水分摂取に加え、1.5Lの水を摂取した群では1.7回と、水分を多めに摂取した群で1.5回、統計的にも有意に低下しました。

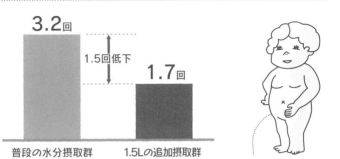

水分摂取と膀胱炎再発回数

3.2回
1.5回低下
1.7回

普段の水分摂取群　　1.5Lの追加摂取群

多めの水分摂取は
膀胱炎再発予防によい可能性あり

コメント

　研究結果に示された1.5回という差に大きな効果を感じる人であれば、水分を多めに摂取しても良いと思います。とはいえ、普段の水分摂取に加え、1.5Lの水を毎日摂取するというのは、人によっては負担かもしれません。この研究では水を多めに飲んでいても、1年間で平均1.7回の再発が起こっています。こうした観点からすれば、無理をしてでも、水分を多めに摂取しなければいけない、という事でも無いように思います。適度な水分量を維持しつつ、尿意を我慢しない、陰部を清潔に保つなどの対策が現実的かもしれません。

📖文献情報

1) Hooton TM, et al : Effect of Increased Daily Water Intake in Premenopausal Women With Recurrent Urinary Tract Infections: A Randomized Clinical Trial. JAMA Intern Med. 2018 Nov 1 ; 178 (11) : 1509-1515. PMID: 30285042

026

卵アレルギーの人ではインフルエンザワクチンを接種しない方が良い？

　インフルエンザ予防にはワクチン接種が有効ですが、卵アレルギーのある人では、アレルギー反応を起こす可能性があり注意が必要といわれてきました。近年では、重度のアレルギーがない限りは安全に接種できると考えられるようになりましたが、患者さんにとっては不安になることもあるでしょう。そんな中、英国医師会誌電子版に卵アレルギー患者に対するインフルエンザワクチンの安全性を検討した論文[1]が2015年12月8日付で掲載されました。

　この研究で検討されている弱毒株生インフルエンザワクチンは、日本で用いられている不活化ワクチンとは異なりますが、やはり鶏卵を用いて製造されたワクチンで、卵成分がわずかに混入している懸念があるのは同じです。研究の対象となったのは**英国に在住しており、卵アレルギーのある2～18歳の779人**で、このうち34.7%が卵でアナフィラキシーという重度のアレルギー反応を経験したことのある人たちでした。ワクチン接種後2時間以内の副反応発生率、及び2～72時間以内の副反応発生率が検討されています。

　解析の結果、ワクチン接種から2時間以内に副反応を起こしたのは17人で、皮膚症状や軽いアレルギー反応など、いずれも重篤なものではありませんでした。また全身に症状を発症するような重度のアレルギーを起こした人はいませんでした。ワクチン接種から2～72時間以内に副反応を起こしたのは221人で、その多くは呼吸器関連の症状でした。なお、入院となるような重篤例は報告されませんでした。

ワクチン接種から2～72時間後の主な副反応発生率

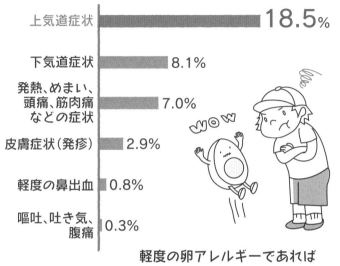

- 上気道症状 **18.5**%
- 下気道症状 8.1%
- 発熱、めまい、頭痛、筋肉痛などの症状 7.0%
- 皮膚症状（発疹） 2.9%
- 軽度の鼻出血 0.8%
- 嘔吐、吐き気、腹痛 0.3%

軽度の卵アレルギーであれば ワクチン接種OK の場合も

コメント

　軽度の卵アレルギーであればワクチンを安全に接種できる可能性が高いという結果が示されています。ただ、アレルギーの程度は医師の判断によるものですから、卵アレルギーの人やその疑いがある人はワクチンを接種する際に必ず医師に相談しましょう。

📖 文献情報

1）Turner PJ, et al : Safety of live attenuated influenza vaccine in young people with egg allergy: multicentre prospective cohort study. BMJ. 2015 Dec 8;351:h6291 PMID: 26645895

027

ファストフードばかり食べていると、アレルギー性疾患になりやすい？

近年、アトピー性皮膚炎や喘息などのアレルギー性疾患は増加傾向にあるといわれていますが、その要因の1つとして注目されているのが食習慣です[1]。ハンバーガーに代表されるファストフードの普及で食習慣は少なからず変化しているといえますが、アレルギー性疾患との関連性について、あまり明確なことは分かっていませんでした。そんな中、ファストフードの摂取とアレルギー性疾患の関連性を検討した研究論文[2]が、2018年7月4日付でアジア太平洋呼吸器学会誌の電子版に掲載されました。

この研究は、ファストフードの摂取状況とアレルギー性疾患の関連性を検討した複数の論文データを統合解析（メタ分析）したものです。統合の対象となった論文は、**スウェーデン、スペイン、オーストラリア、コロンビア、カナダ、ニュージーランド、トルコ、台湾、日本、中国、サウジアラビア、インド**など、世界各国で実施された**観察的研究16件**（被験者は**研究ごとに144〜500,827人**）でした。なお、解析対象となる論文採択に偏りが出ないよう、2名の研究者が独立して論文検索を行っています。

その結果、ファストフードを食べる人はそうでない人に比べて、喘息患者が58％、重度の喘息患者が34％、アレルギー性鼻炎の患者が43％、重度の湿疹患者が51％、いずれも統計的有意に多いという結果でした。特に、ハンバーガーを食べている場合や、ファストフードを週3回以上食べている場合に重度の喘息患者が多いと報告されています。

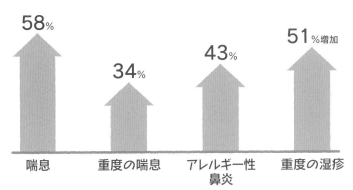

＼ ファストフードを食べる人での疾患リスク増加 ／

58% 喘息

34% 重度の喘息

43% アレルギー性鼻炎

51%増加 重度の湿疹

ファストフード

にかたよる食生活は**アレルギー疾患**にかかりやすくなる

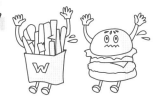

コメント

　この解析に含められた16件の研究はいずれも観察的な研究であり、その研究手法的な限界から、ファストフードの摂取とアレルギー性疾患の因果関係を決定づけることは難しいと言えます。したがって統合解析された結果の妥当性は必ずしも高いものではないでしょう。とはいえ、食習慣を見直すきっかけとして、ファストフードに注目するのは良いかもしれませんね。

📖🔍 文献情報

1) Andrianasolo RM, et al : Associations between dietary scores with asthma symptoms and asthma control in adults. Eur Respir J. 2018 Jul 11;52(1). PMID: 29997182
2) Wang CS, et al : Is the consumption of fast foods associated with asthma or other allergic diseases? Respirology. 2018 Oct;23(10):901-913. PMID: 29974559

028

冬に悪化するアトピーには
ビタミンDが効く？

　アトピー性皮膚炎では、皮膚が乾燥しやすい状態であることが多く、空気が乾燥している冬季には症状が悪化することも少なくありません。そんな中、冬季に症状が悪化したアトピー性皮膚炎患者を対象に、ビタミンDの有効性を検討した論文[1]が、米国アレルギー・喘息・免疫学会が発行している専門誌の2014年10月号に掲載されました。

　この研究では、**モンゴルに在住しており冬季に症状が悪化した経験を有する2〜17歳のアトピー性皮膚炎患者107人**（平均9歳）が対象となりました。被験者は通常のスキンケアに加えて、ビタミンD含有ドロップを服用してもらう58人と、有効成分が含まれていないプラセボドロップを服用してもらう49人の2つのグループに、ランダムに振り分けられ、1か月後の皮膚炎重症度が比較されています。なお本研究では、EASIスコアという0〜72点（点数が高いほど重症）で評価する指標を用いて皮膚炎の重症度を検討しています。

　解析の結果、EASIスコアはビタミンDを投与された群で6.5点、プラセボ群では3.3点減少し、その平均差は3.2点と、ビタミンD投与群で統計的にも有意な改善が見られました。

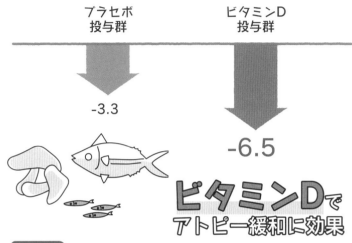

皮膚炎の重症度（EASIスコア）変化

プラセボ
投与群

ビタミンD
投与群

-3.3

-6.5

ビタミンDで
アトピー緩和に効果

コメント

　ビタミンDは日光を浴びることにより、皮膚の中で合成されることが知られていますが、冬季は日照時間が短く、また外気の寒さから外出する機会も減りビタミンDが不足がちになることもあるのでしょう。そのような人には、ビタミンDの摂取で皮膚症状の改善が期待できるかもしれません。しかし、本研究では平均9歳の未成年が対象となっており、成人での有効性を検討したものではありません。またビタミンDは過量に摂取すると高カルシウム血症などの有害事象が起こることが報告されており、市販されているサプリメントを服用する場合は用量用法をしっかり守ることが大切です。

📖🔍文献情報

1）Camargo CA Jr, et al : Randomized trial of vitamin D supplementation for winter-related atopic dermatitis in children. J Allergy Clin Immunol. 2014 Oct;134(4):831-835.e1PMID: 25282565

029

健康的な食事をすることで 喘息の悪化は予防できる？

　喘息患者の数は、過去30年の間に増加していることが報告されています[1]。その要因として、生活環境や食習慣の変化などが挙げられますが、食習慣と喘息の関連については、あまり明確なことは分かっていませんでした。そんな中、食事内容と喘息の関連を検討した研究論文[2]が、欧州呼吸器学会誌の電子版に2018年7月11日付で掲載されました。

　この研究は、**フランスに在住しており、呼吸器症状に関するアンケート調査に回答した34,766人**のデータを解析したものです。食事内容については、野菜、果物、穀物、脂肪分などの栄養成分を評価した"代替健康食指数"と呼ばれる尺度を使って評価されました。食事内容の評価指数に従って、食事の質が最も悪い集団から最も良い集団まで3つのグループに分け、喘息症状（5つの質問項目による点数評価）や喘息の悪化状態が比較検討されています。

　解析の結果、喘息の症状スコアは、代替健康食指数が最も悪い集団に比べて、最も良い集団で、男性では33%、女性では21%、統計的にも有意に低下しており、良好であったことが示されました。また、喘息の状態が悪化していた人は、食事の質が最も低い集団に比べて、最も高い集団で、男性では61%、統計的にも有意に少なく、女性では27%少ない傾向が示されました。

食事の質が最も低い集団と比較した 最も高い集団における喘息の状態

喘息の症状

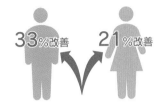

33%改善 → 21%改善

喘息状態の悪化

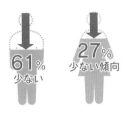

61%少ない　27%少ない傾向

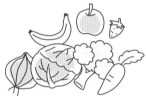

健康的な食事は
喘息によい影響を与える

コメント

　もちろん、食事に気を付けている人は、生活環境等にも気を配っている可能性もあり、食事内容だけで喘息の悪化を予防できるということではありません。とはいえ、バランスの良い食事が健康面に良い影響を与えることは過去にも複数報告があり、季節の変わり目など、喘息が悪化しやすい時期には、食習慣を見直すのも良いかもしれません。

📖 文献情報

1）厚生科学審議会疾病対策部会 リウマチ・アレルギー対策委員会リウマチ・アレルギー対策委員会報告書 平成23年8月
https://www.mhlw.go.jp/stf/houdou/2r9852000001nfao-att/
2r9852000001nfdx.pdf

2）Andrianasolo RM, et al : Associations between dietary scores with asthma symptoms and asthma control in adults. Eur Respir J. 2018 Jul 11;52(1). pii: 1702572. PMID: 29997182

030

健康的な食事で、顔のシワを
予防できる？

　肌の弾力低下により、加齢とともに増えていくのが顔のシワです。そんなシワを出来にくくするためには、どうすれば良いのでしょうか。肌の美容に関して、インターネットで検索すると、膨大な量の情報を入手することができます。しかしながら、科学的根拠に乏しい内容も多く、それらの情報の妥当性は必ずしも高くありません。そんな中、米国皮膚科学会誌の電子版に、食習慣と顔のシワの関連を検討した研究論文[1]が、2018年3月27日付で掲載されました。

　この研究では、**オランダ在住の高齢者2,753人（女性59％、年齢中央値67.3歳）** が対象となり、健康的な食事をしていた人と、そうでない人を比較して、シワの重症度が検討されています。顔のシワについては、顔写真から皮膚面積に占めるシワの割合を算出し、食習慣に関しては、食品摂取頻度調査票を用いたアンケート調査が行われました。なお、結果に影響を与えうる年齢、身体活動量、1日のエネルギー摂取量、喫煙状況などの因子について統計的に補正を行って解析しています。

　その結果、女性においては、健康的な食事をしていた人は、そうでない人に比べて、顔のシワが4.19％、統計的にも有意に少ないことが示されました。また、赤身の肉やスナック類を食べていた女性でシワが多く、果物を多く食べていた女性ではシワが少ないことも示されています。他方、男性では明確な差は認められませんでした。

顔のしわの量

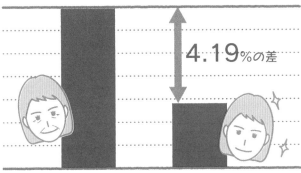

4.19%の差

健康的な食事を
していない女性

健康的な食事を
している女性

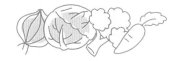

食事の良し悪しはシワに出るかも

コメント

　健康的な食事に気を付けている人は、美容面についても、しっかりとケアしている可能性あります。したがって、この研究結果は必ずしも因果関係を示しているものではありませんが、顔のシワが気になるようでしたら、食習慣をあらためて見直してみるのも良いでしょう。

📖🔍 文献情報

1) Mekić S, et al : A healthy diet in women is associated with less facial wrinkles in a large Dutch population-based cohort. .J Am Acad Dermatol. 2018 Mar 27. PMID: 29601935

031

牛乳を飲む生活習慣は健康的ですか？

　牛乳にはカルシウムなどの栄養素が含まれており、健康に良い影響を与えるイメージがあります。ところが2014年、英国医師会誌に牛乳を1日に約3杯以上、摂取すると男女ともに死亡のリスクが、また女性では骨折のリスクが増加するというスウェーデンの研究[1]が報告されました。衝撃的な報告ですが、もともと牛乳の摂取がそれほど低くない人を研究対象にしていたことや、骨折リスクの高い人で牛乳の摂取が多かったのではないか、などの反論[2]もありました。そんな中、牛乳摂取と死亡のリスクを検討した研究論文[3]が日本疫学会誌2015年1月号に掲載されました。

　この研究は**40～79歳で脳卒中、がん、心臓病を一度も起こしたことのない日本人、94,980人**が対象となりました。被験者は牛乳を摂取する頻度によって「全くない」「月に1～2回」「週1～2回」「週3～4回」「ほぼ毎日」の5つのカテゴリに分類され、死亡のリスクが比較検討されています。なお、結果に影響しうる喫煙状況、アルコール摂取、高血圧や糖尿病歴などの因子について、統計的に補正して解析しています。

　19年（中央値）にわたり追跡調査した結果、牛乳を「全く飲まない」人に比べて、「月に1～2回」以上飲む男性では総死亡のリスクが7～11%、統計的にも有意に減少しました。一方女性では明確な関連性を認めませんでした。

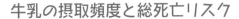

牛乳の摂取頻度と総死亡リスク

■ 女性 ■ 男性 （※統計的な有意差なし）

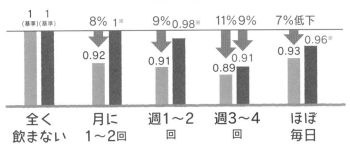

全く 飲まない	月に 1～2回	週1～2 回	週3～4 回	ほぼ 毎日
1 (基準) (基準) 1	8% 1※ 0.92	9% 0.98※ 0.91	11% 9% 0.89 0.91	7%低下 0.96※ 0.93

 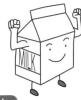

男性には牛乳を飲む メリットがありそう

コメント

　この研究では明確な死亡のリスク上昇が示されたわけではなく、むしろ男性ではリスク低下が示唆されています。日本においては、牛乳の摂取量が多い人ほど健康的な食事バランスに配慮していた人である可能性が高く、牛乳摂取と死亡のリスク低下が因果関係にあるかどうか、この研究結果のみから判断することは難しいでしょう。とはいえ、少なくとも健康に悪い影響を与えるというものでもなさそうです。

📖 文献情報

1) Michaëlsson K, et al : Milk intake and risk of mortality and fractures in women and men: cohort studies. BMJ. 2014 Oct 28;349:g6015PMID: 25352269

2) Labos C, et al : Statistical problems with study on milk intake and mortality and fractures. BMJ. 2014 Nov 26;349:g6991. PMID: 25428881

3) Wang C, et al : Milk drinking and mortality: findings from the Japan collaborative cohort study. J Epidemiol. 2015;25(1):66-73. PMID: 25327185

032

バランスの良い食事で本当に
長生きできる？

　厚生労働省と農林水産省が策定している「食事バランスガイド」[1][2]をご存じでしょうか。これは主食、副菜、主菜、牛乳・乳製品、果実の5つのカテゴリについて、1日にどれくらい摂取することが望ましいのかをまとめたもので、2005年6月に策定されました。ただ、このような食事ガイドに従った食生活で本当に健康的になり、寿命が延びるものなのでしょうか。そんな中、「食事バランスガイド」をしっかり守った食生活と死亡リスクの関連を検討した研究論文[3]が、英国医師会誌の電子版に2016年3月22日付で掲載されました。

　この研究では、心臓病やがん、脳卒中などを起こしたことがない**45～75歳の日本人79,594人**が対象となりました。アンケート調査に基づき、食事バランスガイドの遵守状況を70点満点で評価（点数が高いほど遵守している）し、その点数により遵守レベルが低いグループから高いグループまで4グループに分け、死亡のリスクが比較検討されています。なお、年齢や性別、喫煙状況など結果に影響を与えうる因子について、統計的に補正を行い解析が行なわれました。

　約15年にわたる追跡調査の結果、いちばん遵守レベルが低かったグループに比べて、いちばん遵守レベルが高かったグループでは死亡のリスクが15％、心臓病による死亡が16％、脳卒中による死亡が22％、統計的にも有意に低下することが示されました。

食事バランスガイドの遵守レベルと死亡リスク

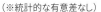

（※統計的な有意差なし）

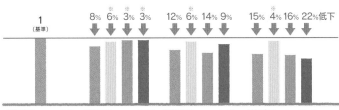

■ 総死亡　■ がん死亡　■ 心臓病による死亡　■ 脳卒中による死亡

遵守レベルがいちばん低かったグループに対して…

| 1（基準） | 8% 6% 3% 3% | 12% 6% 14% 9% | 15% 4% 16% 22%低下 |

遵守レベル1　遵守レベル2　遵守レベル3　遵守レベル4

バランスのよい食事は健康の基本

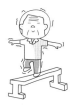

コメント

　食事バランスガイドに従った食生活は死亡のリスクを低下させることが示されています。食習慣に気をつけている人はもともと健康意識が高い可能性があるわけですが、食事バランスの適正化が、健康的な生活の維持に重要な要素である可能性を示した貴重な論文と言えそうです。

📖 文献情報
1) 農林水産省　「食事バランスガイド」について
　　http://www.maff.go.jp/j/balance_guide/
2) 厚生労働省　「食事バランスガイド」について
　　https://www.mhlw.go.jp/bunya/kenkou/eiyou-syokuji.html
3) Kurotani K, et al : Quality of diet and mortality among Japanese men and women: Japan Public Health Center based prospective study. BMJ. 2016 Mar 22;352:i1209. PMID: 27005903

033

妊娠中にジャガイモを
食べるのは良くない？

　妊娠中に血糖値が高くなると、妊娠糖尿病と診断されることがあります。妊娠糖尿病では、胎児の体重がとても大きくなってしまったり、流産の危険が高くなることが知られています。日本糖尿病・妊娠学会のホームページ[1]によれば、妊婦さんの7～9％で妊娠糖尿病と診断されることがあるようで、決して稀なことではありません。

　ところで、ジャガイモの摂取が多い女性では糖尿病になりやすいことが報告されています[2]。ジャガイモの主成分はデンプン（糖分の固まり）であり、血糖値が上がりやすい食材の1つと考えられますが、英国医師会誌電子版に、妊娠前のジャガイモ摂取と妊娠糖尿病リスクの関連を検討した論文[3]が2016年1月12日付で掲載されました。

　この研究では、**慢性疾患や妊娠糖尿病経験のない15,632人の米国人女性（平均約32歳）**が対象となりました。被験者は、ジャガイモの摂取量に応じて、週に1食未満、1食、2～4食、5食以上の4つのグループに分類され、週に1食未満を基準として他のグループに対する妊娠糖尿病のリスクを検討しています。なお、結果に影響を与えうる、年齢、体格指数（BMI）、食事内容などの因子について、統計的に補正をして解析をしています。

　10年にわたる追跡調査の結果、妊娠糖尿病のリスクは週に1食未満に比べて、2～4食では27％、5食以上では50％、統計的にも有意に増加しました。

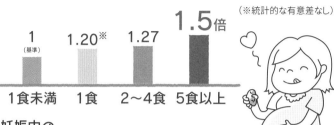

妊娠前における週当たりの
ジャガイモ摂取量と妊娠糖尿病リスク

（※統計的な有意差なし）

1（基準）　1.20※　1.27　**1.5**倍

1食未満　1食　2〜4食　5食以上

妊娠中の
ジャガイモ食べ過ぎには注意を

コメント

　ジャガイモの摂取量が多い人は、バランスのよい健康的な食事に対する関心が低い傾向にあり、もともと糖尿病の発症リスクが高い集団だったかもしれません。したがって、本研究結果からジャガイモの摂取が妊娠糖尿病を引き起こすと結論することは難しいでしょう。とはいえ、ジャガイモ摂取量が増えるとともにリスクの大きさも増加していることは、両者に密接な関連性があることを強く示唆しています。この研究ではジャガイモを他の野菜や豆類などに置き換えると、そのリスクが9〜12％低下する可能性も示されており、妊娠中のジャガイモ摂取は控えめにしておいた方が良いのかもしれません。

文献情報

1）日本糖尿病・妊娠学会：糖尿病と妊娠に関するQ&A
　https://dm-net.co.jp/jsdp/qa/c/q01/
2）Halton TL, et al : Potato and french fry consumption and risk of type 2 diabetes in women.　Am J Clin Nutr. 2006 Feb;83(2):284-90. PMID: 16469985
3）Bao W, et al : Pre-pregnancy potato consumption and risk of gestational diabetes mellitus: prospective cohort study. BMJ. 2016 Jan 12;352:h6898. PMID: 26759275

034

妊娠中の飲酒はたとえ少量でも ダメなの？

　一般的に妊娠中の飲酒は避けるべきと考えられています。妊娠中の習慣的な飲酒は、胎児性アルコール症候群に代表されるような、産まれてくる子供の精神的・身体的発達遅延の他、早産などのリスクが増加するからです。とはいえ、ごく少量のアルコール摂取でも胎児に影響が出るものなのでしょうか。そんな疑問に対する研究論文[1]が、英国医師会のオープンアクセスジャーナルに2017年8月3日付で掲載されました。

　この研究は、2016年7月までに報告された、妊娠中の少量アルコール摂取と、産まれてくる子供への影響を検討した研究データを統合解析（メタ分析）したものです。解析に含まれたのは**米国、英国、デンマーク、日本、ニュージーランド、オーストラリア、アイルランド、オランダで実施された研究26件**でした。なお、少量のアルコール摂取とは、週に32g以下のアルコール摂取と定義されており、これはビールの中瓶（500mL）であれば約1本半に相当します。

　解析の結果、妊娠中にアルコール摂取をしなかった母親から生まれた子供と比べて、妊娠中に少量のアルコール摂取をした母親から生まれた子供では、胎児の発育遅延リスクが8％、統計的にも有意に増加しました。また、早産のリスクについても10％の増加傾向が認められましたが、こちらは統計的に有意な差を認めませんでした。なお、それ以外の胎児への影響を検討した研究は、過去にはほとんど報告されていませんでした。

飲酒によるリスク増加

（※統計的な有意差なし）

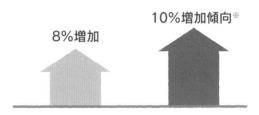

10%増加傾向※

8%増加

胎児の発育遅延リスク　　早産のリスク

妊娠中の飲酒は
やめたほうが無難

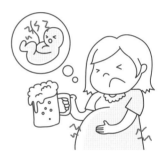

コメント

　妊娠中の少量アルコール摂取については専門家によっても見解が分かれるところかもしれません。この研究では、たとえ少量であっても妊娠中のアルコール摂取が、胎児の発育遅延リスクを増加させるかもしれないということ、またそれ以外の胎児への影響については、現時点で研究データが極めて少ないことが示されています。

📖文献情報

1) Mamluk L, et al : Low alcohol consumption and pregnancy and childhood outcomes: time to change guidelines indicating apparently 'safe' levels of alcohol during pregnancy? A systematic review and meta-analyses. BMJ Open. 2017 Aug 3;7(7):e015410. PMID: 28775124

035

果物摂取は糖尿病を悪化させる、それとも予防する？

　果物を適度に摂取する食習慣はとても健康的なイメージがあります。そして健康的な食習慣は、糖尿病の予防や、その治療に重要な役割を果たすと考えられていますが、果物の摂取と糖尿病への影響に関する研究はあまり報告されていませんでした。それどころか、糖分が多く含まれている果物は、糖尿病に悪影響を与えるのではないかという指摘さえあったようです[1]。そんな中、果物摂取と糖尿病への影響を検討した論文[2]がプロスメディシンという米国の医学専門誌電子版に2017年4月11日付で掲載されました。

　この研究では、**中国の10地域から30～79歳の約50万人**が対象となり、約7年の追跡調査が行われています。研究開始時に糖尿病がない人は482,591人、糖尿病患者は30,300人でした。なお、結果に影響を与えうる年齢、性別、体格指数（BMI）や糖尿病家族歴などの因子について、統計的に補正を行い解析しています。

　研究開始時に糖尿病を発症していなかった人を対象にした解析では、果物を摂取しない人に比べて、毎日摂取する人で、糖尿病発症リスクが12％、統計的にも有意に減少しました。また既に糖尿病を発症している人でも、果物の摂取が週に1日未満の人に比べて、週に3日以上摂取する人で、総死亡リスクが14％、統計的にも有意に減少しました。

果物は糖尿病を予防し治療にもよい影響を与える

果物摂取と糖尿病への影響

◉ 糖尿病を発症していない人
果物を食べない人に比べて

果物毎日摂取する人の
糖尿病発症リスク

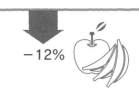

−12%

◉ 糖尿病の人

週に1日未満
摂取の人に比べて

週に3日以上
食べるの人

総死亡 リスク	糖尿病 死亡リスク	心臓病 死亡リスク

  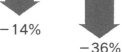

−14% −36% −19%

コメント

　本研究では、果物の摂取が多いほど糖尿病発症のリスクが低く、また既に糖尿病を発症している人の死亡リスクが低いことが示されています。果物を積極的に摂取している人は、そもそも健康的な人たちかもしれませんし、過度な果物摂取もまた血糖値を上げてしまうかもしれませんが、適度な果物摂取は糖尿病の予防やその治療に良い影響を与える可能性があります。

📖 文献情報

1）Christensen AS, et al : Effect of fruit restriction on glycemic control in patients with type 2 diabetes--a randomized trial. Nutr J. 2013 Mar 5;12:29. PMID: 23497350
2）Du H, et al : Fresh fruit consumption in relation to incident diabetes and diabetic vascular complications: A 7-y prospective study of 0.5 million Chinese adults. PLoS Med. 2017 Apr 11;14(4):e1002279. PMID: 28399126

036

アイスクリームによる頭痛を防ぐには、ゆっくり食べた方が良い？

　アイスクリームを食べているときに、「キーン」とするような鋭い頭痛を感じた経験はないでしょうか。これはアイスクリーム頭痛と呼ばれるものです。経験的には、アイスを急いで食べているときに、頭痛を感じやすくなるように思いますが、ゆっくり食べればアイスクリーム頭痛を予防することができるものなのでしょうか。

　少し古い報告ですが2002年12月21日付で英国医師会誌に、アイスクリーム頭痛に関する論文が掲載[1]されました。なんとこの論文の著者は、当時中学生だったそうですから驚きです。ちなみに研究の財政支援について、著者のご両親が無制限の支援を行ったと記載されています。

　この研究では**カナダの中学生145人**を対象に、アイスクリーム100mLを30秒以上で食べるよう指示したグループ（72人）と、5秒以内で食べるよう指示したグループ（73人）にランダムに分けています。この2つのグループ間で、アイスクリームを食べて5〜10分後に自己報告されたアイスクリーム頭痛の発生率や持続時間が比較検討されました。

　その結果、アイスクリーム頭痛の発生率は、5秒以内で食べるよう指示されたグループで27％、30秒以上かけて食べるよう指示されたグループでは13％でした。この発生率を比較したところ、アイスクリームを急いで食べると2.2倍、統計的にも有意に頭痛の頻度が多いという結果でした。

アイスクリーム頭痛の発症

27%

13%

5秒以内に
食べた群

30秒以上かけて
食べた群

アイスクリーム頭痛がいやな人は

30秒以上
かけてゆっくり食べましょう

コメント

　ゆっくり食べた方が頭痛は起きにくいと言えるかもしれませんが、それでも約1割の人が頭痛を感じているようです。また、報告された29件の頭痛のうち、59％は10秒未満の頭痛でした。アイスクリーム頭痛と呼ばれる症状の多くは、一時的なものと言えるでしょう。

📖🔍文献情報

1) Kaczorowski M, et al : Ice cream evoked headaches (ICE-H) study: randomised trial of accelerated versus cautious ice cream eating regimen. BMJ. 2002 Dec 21;325(7378):1445-6. PMID: 12493658

コラム1

統計的にも
意味のある水準とは？

　本書では、研究結果を示す際に「○○の人と比較して、△△の人では、統計的にも意味のある水準で（もしくは統計的にも有意に）リスクが増加（もしくは低下）した」という表現を用いていますが、統計的にも意味のある水準とはどういうことでしょうか。

　ある出来事の発生には何らかの原因があります。しかし、出来事を発生させる原因は1つとは限りません。たとえば、道端で転んでしまったとしましょう。この転倒という出来事の発生に影響する要因は、路面状況の悪さ、足の健康状態の悪さ、ふらつきを催すような薬の服用や飲酒の影響、つまずきやすい靴を履いていた、暗くて視界が悪かった、強風によって姿勢のバランスを崩した、転倒しやすい病気（パーキンソン病のような）を患っている、など様々です。

　これらの要因のうち、1つだけが転倒を引き起こした原因かもしれませんし、偶然にも他の原因が相互に影響し合って転倒が引き起こされたのかもしれません。路面の状況の悪さがだけが転倒を引き起こしたわけではなく、たまたま飲酒をしていた、たまたま帰りが遅くなり、陽が落ちて視界が悪かった、たまたまいつもと違う靴を履いていた、など、出来事の発生には常に偶然の影響が付きまとうのです。

　"統計的にも意味のある水準"、あるいは"統計的にも有意"と

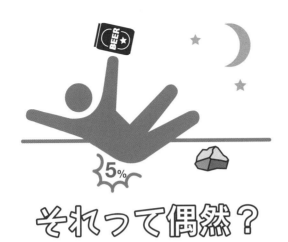

それって偶然？

は、ある要因が引き起こしたと考えられる出来事について、それが偶然的に発生しうる可能性はきわめて低いことを意味します。つまり、引き起こされた出来事とその要因は必然的な関係にあるということです（ただしその要因が、出来事を引き起こした唯一の原因かどうかは別問題です[コラム2参照]）。

　統計解析では一般的に、偶然的に発生しうる確率が5％以下であれば、発生した出来事は偶然ではなく必然的にもたらされたと判断します。この5％以下という水準が本書でいう"統計的にも意味のある水準"のことであり、この水準を下回っている（つまり偶然の可能性が小さい）状態で関連性（リスクの増加や低下）が示されていることを、"統計的にも有意な関連性"と表現しています。

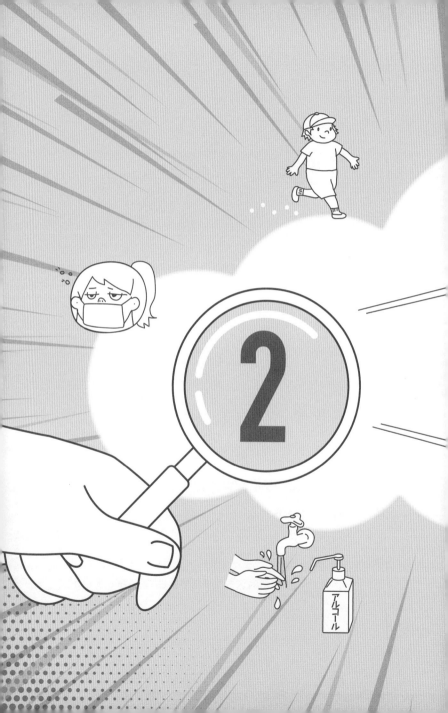

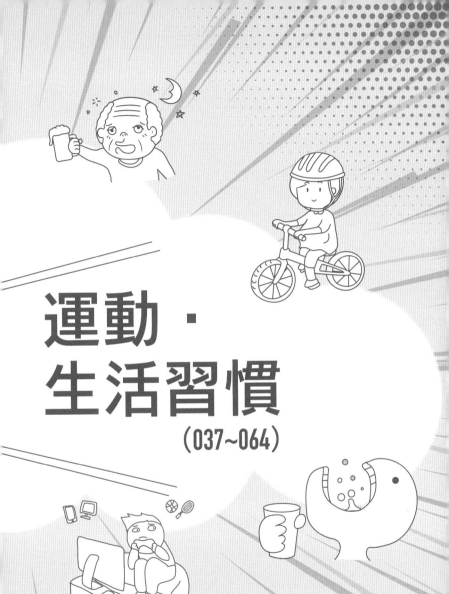

運動・
生活習慣
（037～064）

遅い歩行速度が死を招く？

　高齢者における歩行速度と死亡リスクの関連性を検討した研究報告は複数あります。しかしながら日本人を対象とした研究はほとんど行われておらず、その関連性について参考となるデータは限定的でした。そんな中、老年医学に関する国際誌2015年1月号に、日本人における歩行速度と死亡リスクの関連性を検討した研究論文[1]が報告されました。

　この研究では、**心臓病、脳卒中、がんを発症したことがない65歳の日本人高齢者2,015人（男性990人）**が対象となっています。研究参加者は歩行速度について、「遅い」「普通」「速い」の3つのグループに分けられ、死亡リスクが比較されました。なお、結果に影響を与えうる調査年、婚姻状況、就労状況、喫煙、飲酒などの因子について、統計的に補正して解析をしています。

　参加者が75歳になるまで追跡調査を行った結果、女性における死亡リスクは、歩行速度が「普通」グループに比べて、「速い」グループでは81％、統計的にも有意に低下したのに対して、「遅いグループ」では、統計的な有意差は無いものの2倍ほど高い傾向にありました。一方、男性においては歩行速度が「普通」のグループに比べて「速い」グループでは有意な差を認めない一方で、「遅い」グループでは72％、統計的にも有意にリスクが増加しました。

歩行速度と死亡リスク

■ 男性　■ 女性　　　（※統計的な有意差なし）

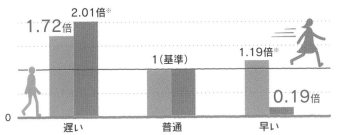

2.01倍※

1.72倍

1（基準）

1.19倍※

0.19倍

0

遅い　　　　　普通　　　　　早い

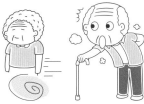

早く歩ける
ことは健康の基本

コメント

　歩行速度が遅いと死亡のリスクが高い傾向にある事が示されていますが、歩行速度が速いと答えた人は自分の身体能力に自信がある人たち、つまり健常者が多く含まれていた可能性はあります。したがって、本研究結果は、遅い歩行速度が死を招く、というような因果関係を決定づけるものではないでしょう。とはいえ、歩行速度は高齢者の虚弱傾向を示す指標となる可能性はあります。

📖 文献情報

1) Zhao W, et al : Association of gait speed with mortality among the Japanese elderly in the New Integrated Suburban Seniority Investigation Project: a prospective cohort study. Age Ageing. 2015 Jan;44(1):153-7. PMID: 25236846
※論文アブストラクトにはdata were obtained from 2,105 community-dwelling individuals (990 men, 1,025 women)と記載があり、研究対象者は2,105人と書かれています。しかしながら、本文を参考にすると2,015人となっており、記載ミスと思われます。実際990＋1,025でも2,015人となります。

038

歩行時間は長い方が
健康によい？

　健康長寿の秘訣として「適度なウォーキングが良い」というような話を聞くことがあります。実際のところ、健康長寿にどれほど効果があるものなのでしょう。そんな中、日本人高齢者を対象として、1日の歩行時間と死亡リスクの関連を調査した研究論文[1]が日本疫学会誌2015年10月号に掲載されました。

　この研究では、**調査開始時に64歳、または65歳だった1,239人の日本人男性**が対象となり、1日の歩行時間が「0.5時間未満」、「0.5～1時間」、「1～2時間」、「2時間以上」の4つのグループに分けられています。0.5時間未満のグループを基準として、それぞれの歩行時間グループの死亡リスクが比較検討されました。なお、結果に影響を与えうる喫煙習慣や飲酒習慣、体格指数（BMI）、定期的な運動の有無、高血圧や糖尿病の有無、睡眠時間などの因子について、統計的に補正を行って解析されています。

　被験者が死亡するか、75歳になるまで追跡調査した結果、死亡のリスクは、歩行時間が1日0.5時間未満のグループに比べて、1日2時間以上で48％低いことが示されました。ただし1日2時間未満の各グループでは明確な差は見られませんでした。

長く歩ける人はやはり健康

1日の歩行時間と死亡リスク

（※統計的な有意差なし）

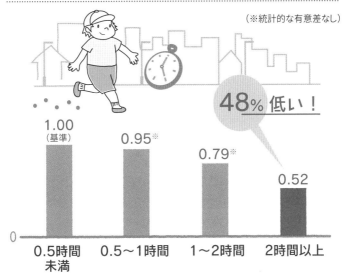

48% 低い！

1.00（基準） 0.95※ 0.79※ 0.52

0.5時間未満　0.5〜1時間　1〜2時間　2時間以上

コメント

　歩行時間が長い人は、健康意識が高く健康状態も良好であると考えられ、死亡リスクの低下は歩行時間だけによるものではないかもしれません。本研究では、心臓病やがんなどを有している人たちだけで解析すると明確な関連性は認められませんでした。1日2時間以上のウォーキングをすれば長生きできると結論するのも短絡的かと思いますが、適度なウォーキングは手軽にできることもあり、無理せず楽しみながら継続できるのであれば、健康的な一面もあるように思います。

📖 文献情報

1) Zhao W, et al : Health Benefits of Daily Walking on Mortality Among Younger-Elderly Men With or Without Major Critical Diseases in the New Integrated Suburban Seniority Investigation Project: A Prospective Cohort Study. J Epidemiol. 2015;25(10):609-16. PMID: 26155815

039

ウォーキングで肺炎による死亡を予防できる？

　我が国の主な死亡要因は、悪性新生物（腫瘍）、心臓病、脳卒中ですが、高齢化を迎えた現代社会においては、肺炎も軽視できません[1]。高齢者では加齢に伴い、肺炎で亡くなる方の割合が急激に増加します。

　肺炎を予防するには肺炎球菌ワクチン接種も重要ですが、高齢者の死亡原因となる肺炎の多くは、飲食物が誤って気管に入ることで発症する誤嚥性（ごえんせい）肺炎です。日本人高齢者を対象に行われた肺炎球菌ワクチンの研究[2]でも、全肺炎死亡のリスク低下は明確には示されていません。そんな中、高齢者の肺炎死亡に関する研究論文[3]が、日本疫学会誌電子版に9月22日付で掲載されました。

　この研究は、**65～79歳の日本人高齢者22,280人**を対象に、毎日の歩行状況（ウォーキング）と、肺炎死亡の関連を調査したものです。結果に影響を与えうる年齢や性別、喫煙状況などの因子について、統計的に補正を行い解析しています。

　中央値で11.9年にわたる追跡調査の結果、心筋梗塞や脳卒中を起こしたことがない人では、1日の歩行時間が30分の人と比べて、1時間以上の人で肺炎死亡が10％、統計的にも有意に少ないことが示されました。また、心筋梗塞を過去に起こした人でも同様に、1日の歩行時間が30分の人と比較して、1時間以上の人で肺炎死亡が34％、統計的にも有意に低下しました。

ウォーキングで肺炎予防に期待

1日の歩行時間が0.5時間の集団と比較した肺炎による死亡リスクの比

（※統計的な有意差なし）

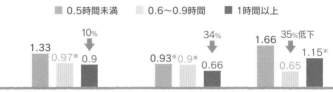

■ 0.5時間未満　■ 0.6〜0.9時間　■ 1時間以上

心筋梗塞・脳卒中の経験がない人：1.33　0.97※　0.9（10%↓）
心筋梗塞の経験がある人：0.93※　0.9※　0.66（34%↓）
脳卒中の経験がある人：1.66　0.65　1.15※（35%低下）

コメント

　もちろん1時間以上歩行できる人は、もともと健康的な人であると考えられ、示された結果が必ずしも因果関係を示しているわけではありません。しかしながら、適度な身体活動量が健康に良い影響をもたらすことを示唆した研究は多数報告されています[4)5)]。無理のない範囲で、楽しみながらウォーキングができると良いでしょう。

📖 文献情報

1) 厚生労働省　平成29年（2017）人口動態統計月報年計（概数）の概況
https://www.mhlw.go.jp/toukei/saikin/hw/jinkou/geppo/nengai17/dl/kekka.pdf

2) Maruyama T, et al : Efficacy of 23-valent pneumococcal vaccine in preventing pneumonia and improving survival in nursing home residents: double blind, randomised and placebo controlled trial. BMJ. 2010 Mar 8;340:c1004. PMID: 20211953

3) Ukawa S, et al : Associations of Daily Walking Time With Pneumonia Mortality Among Elderly Individuals With or Without a Medical History of Myocardial Infarction or Stroke: Findings From the Japan Collaborative Cohort Study. J Epidemiol. 2019 Jun 5;29(6):233-237. PMID: 30249944

4) Koolhaas CM, et al : Physical Activity Types and Coronary Heart Disease Risk in Middle-Aged and Elderly Persons: The Rotterdam Study. Am J Epidemiol. 2016 Apr 15;183(8):729-38. PMID: 27022033

5) Sofi F, et al : Physical activity during leisure time and primary prevention of coronary heart disease: an updated meta-analysis of cohort studies. Eur J Cardiovasc Prev Rehabil. 2008 Jun;15(3):247-57. PMID: 18525378

040

認知症はウォーキングで予防できる？

　【039】で『定期的なウォーキングで肺炎死亡のリスクが低下するかもしれない』という論文を紹介しましたが、認知症予防にも効果があるのではないかという論文[1]が、高齢精神医学分野の国際誌に、2018年10月22日付で掲載されました。

　この研究では**65歳以上の日本人13,990人**が対象となりました。被験者に対して1日の歩行時間を調査し、「0.5時間未満」、「0.5〜1時間」、「1時間以上」の3つのカテゴリに分類しています。さらに公的介護保険データベースより5.7年分の情報を集め、歩行時間と認知症発症との関連性が検討されました。なお結果に影響を与えうる年齢、性別、教育水準などの因子について、統計的に補正を行って解析をしています。

　解析の結果、認知症の発症リスクは、1日の歩行時間が「0.5時間未満」の人と比較して、「0.5〜1時間」で19％、「1時間以上」で28％、統計的にも意味のある水準で低下することが示されました。

認知症の予防

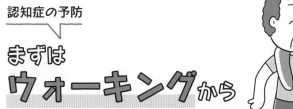

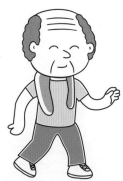

まずは
ウォーキングから

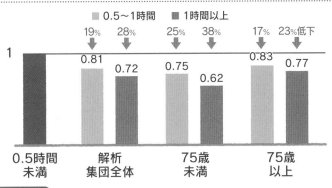

ウォーキング時間が0.5時間未満と比較した場合の認知症リスクの比

- 0.5〜1時間
- 1時間以上

0.5時間未満	解析集団全体		75歳未満		75歳以上	
1	19%↓ 0.81	28%↓ 0.72	25%↓ 0.75	38%↓ 0.62	17%↓ 0.83	23%低下↓ 0.77

コメント

　1日の歩行時間が長い人は健常者である可能性が高く、もともと認知症を発症しにくい人かもしれません。したがって、この研究結果のみで因果関係を決定づけることは難しいといえます。

　2018年5月には、認知症患者に対して、やや強めの有酸素運動や筋力トレーニングを行っても認知機能に対する有効性は定かではない、という論文[2]が英国医師会誌に報告されており、ウォーキングなど、身体活動量を増やすことで認知機能が改善するかどうか、現段階では明確ではありません。

　ただ、適度な身体活動は健康状態に良い影響を与える可能性は高く、少なくとも健康を害するものではありません。無理のない範囲で、楽しみながらウォーキングができるといいでしょう。

📖 文献情報

1）Tomata Y, et al : Impact of time spent walking on incident dementia in elderly Japanese. Int J Geriatr Psychiatry. 2019 Jan;34(1):204-209. PMID: 30350352
2）Lamb SE, et al : Dementia And Physical Activity (DAPA) trial of moderate to high intensity exercise training for people with dementia: randomised controlled trial. BMJ. 2018 May 16;361:k1675. PMID: 29769247

041

坂道の多い街に住んでいると糖尿病になりにくい？

　糖尿病を予防するためには生活習慣が大切などといわれます。生活習慣は大きく食習慣と運動習慣に分けることができると思いますが、特に後者の運動に関しては、自分が住んでいる街の環境にも影響しているかもしれません。例えば、坂道の多い街に住んでいれば、歩行時に筋力をより多く必要とするので、運動量が増すとも考えられます。他方で、坂道が多いと徒歩で外出するのが億劫になってしまい運動量が減る可能性も考えられます。そんななか、居住している地域環境において、坂道の勾配と糖尿病の発症や血糖値との関連を検討した論文[1]が、健康に関する社会科学の専門誌「社会科学と医学」の2017年6月号に掲載されました。

　この研究では、**日本の46地域に居住している介護認定を受けていない65歳以上の高齢者8,904人**が対象となっています。地理情報システムを使って、地域における坂道の傾斜角を見積もり、糖尿病リスクや血糖値の状態との関連性が検討されました。

　その結果、残念ながら、高齢者における糖尿病の発症と、地域における坂道の平均傾斜角については関連を認めませんでした。しかしながら、糖尿病患者さんにおける血糖コントロールの悪化は、地域における坂道の平均傾斜角が1.48度上昇すると、18％統計的にも有意に減少することが示されました。

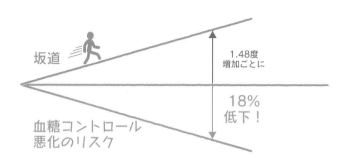

坂道

1.48度
増加ごとに

18%
低下！

血糖コントロール
悪化のリスク

坂道のある生活は
血糖コントロール
悪化を防ぐ

コメント

　この研究では、坂道の多い居住環境に住んでいることと、糖尿病の発症リスクの関連性については不明という結果でしたが、糖尿病患者さんの血糖値によい影響を与える可能性が示唆されています。街の環境をデザインするに当たり、道路にわずかな傾斜をつくることで、糖尿病の悪化を防ぐことができるかもしれませんね。

📖🔍 文献情報

1）Fujiwara T, et al : Is a hilly neighborhood environment associated with diabetes mellitus among older people? Results from the JAGES 2010 study. Soc Sci Med. 2017 Jun;182:45-51. PMID: 28412640

042

自転車通勤は健康に良い？

　健康的な生活習慣の1つとして、適度な運動を挙げることができます。とはいえ、毎日継続して運動をしていくことはなかなか難しいかもしれません。ただ、職場への通勤において、徒歩や自転車など、活動的な通勤手段を取り入れることは、適度な運動を継続的に実践することに繋がりそうです。そんな中、英国医師会誌電子版に、様々な通勤手段と健康面へ影響を検討した研究論文[1]が2017年4月19日付で掲載されました。

　この研究では、**英国に居住している263,450人（女性52%、平均52.6歳）**が対象になりました。職場までの通勤手段として、徒歩や自転車など活動的な通勤手段と、自動車や公共交通機関を利用した非活動的な通勤手段、あるいはその組み合わせが調査され、心臓病や癌の発症、総死亡リスクなどが比較検討されています。なお結果に影響を与えうる年齢や性別、身体活動レベルなどの因子で補正を行い解析しています。

　5年（中央値）にわたる追跡調査の結果、非活動的な通勤手段に比べて、自転車通勤では、総死亡のリスクが41%、がんの発症が45%、がんによる死亡が40%、心臓病発症が46%、心臓病による死亡が52%、統計的にも有意に低いことが示されました。なお、徒歩通勤では心臓病発症や心臓病による死亡のリスク低下が認められましたが、がんの発症、がんによる死亡、総死亡のリスクについては明確な差が出ませんでした。

通勤スタイルと健康への影響

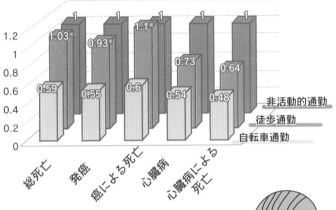

（※統計的な有意差なし）

非活動的な通勤
徒歩通勤
自転車通勤

総死亡　発癌　癌による死亡　心臓病　心臓病による死亡

自転車通勤の人は

病気や死亡が減っていた

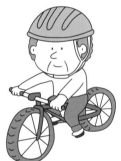

コメント

　この研究では活動的な通勤手段、特に自転車通勤がより健康的である可能性が示されています。ただし、自転車通勤をする人はそもそも体力的に自信のある人や、健康に関心が高い人も多く、結果はやや割り引いて考えた方が良いかもしれませんね。

📖🔍 文献情報

1) Celis-Morales CA, et al : Association between active commuting and incident cardiovascular disease, cancer, and mortality: prospective cohort study. BMJ. 2017 Apr 19;357:j1456. PMID: 28424154

043

適度なサイクリングは 妊娠糖尿病を予防する？

妊娠中の体重過多や肥満と言われるような状態は、妊娠糖尿病など、妊婦さん自身の健康状態だけでなく、胎児や出生後の乳児にも影響を与えると言われています。実際、妊娠糖尿病になってしまうと、胎児の体重が大きくなってしまったり、流産の危険が高くなることが知られています。日本産婦人科学会[1]によれば、妊婦さんの7～9％で妊娠糖尿病と診断されることがあり、決して稀なことではありません。

妊娠糖尿病を予防するために適度な運動が推奨されることがありますが、米国の産科医学専門誌2017年4月号に、サイクリングと妊娠糖尿病の発症リスクの関連を検討した研究論文[2]が掲載されました。

この研究では、**中国に在住している体重過多、もしくは肥満の妊娠女性（BMI24～28）300人**が対象となりました。被験者は、妊娠37週まで、週に3回30分程度のサイクリングプログラムを行うグループ（150人、平均32.1歳）と、標準的なケアを受けたグループ（150人、平均32.5歳）にランダムに振り分けられ、妊娠糖尿病の発症率が比較されています。

最終的に265人を解析した結果、妊娠糖尿病の発症は、サイクリングを行ったグループで22％、標準ケアを受けたグループで40.6％と、サイクリングを行ったグループで59％、統計的にも有意にリスクが低下しました。また、体重の増加量についても、サイクリングを行ったグループで少なく、さらに早産のリスクを高めることもありませんでした。

妊娠糖尿病の発症割合

オッズ比*で
59%低下

40.6%
(54人／133人)

22.0%
(29人／132人)

標準ケア群　　　サイクリング群

$$^*オッズ比 = \frac{29}{(132-29)} \div \frac{54}{(133-54)} = 0.41$$

$$1-0.41 = 0.59 \text{ 低下}$$

適度なサイクリングは
妊娠糖尿病を予防する

コメント

　もちろん妊娠中の過度な運動は危険なこともあり、すべての妊婦さんに推奨できるものではないかもしれません。とはいえ、適度な運動量のサイクリングプログラムは、妊娠糖尿病の予防に効果的かもしれません。

文献情報

1) 公益社団法人 日本産科婦人科学会 妊娠糖尿病とは
　http://www.jsog.or.jp/modules/diseases/index.php?content_id=3
2) Wang C, et al : A randomized clinical trial of exercise during pregnancy to prevent gestational diabetes mellitus and improve pregnancy outcome in overweight and obese pregnant women. Am J Obstet Gynecol. 2017 Apr;216(4):340-351. PMID: 28161306

044

風邪予防にうがい薬は効果がある？

　一般的に、風邪の予防にはうがいが有効的だと考えられています。とはいえ、うがいを心がけていても、風邪をひいてしまうこともあります。うがいをすることで、どれくらい風邪を予防できるものなのでしょうか。それとも水道水ではなく、うがい薬を使ってうがいをした方がより効果的なのでしょうか。そんな疑問に参考となる研究論文[1]が、アメリカ予防医学会が発行している医学専門誌の2005年11月号に掲載されています。

　この研究では**18 〜 65歳の日本人健常者387人**が対象となり、1日3回、水でうがいをするグループ、1日3回うがい薬（ポビドンヨード）でうがいをするグループ、そしてこれまでの習慣どおりに過ごしてもらう3つのグループにランダムに振り分けられ上気道感染症（風邪）の発症頻度が比較されました。

　その結果、30日間における上気道感染症の発生率は、研究参加者一人当たり、これまでの習慣通りに過ごしていたグループで0.26回、水でうがいしていたグループで0.17回、うがい薬でうがいしていたグループで0.24回でした。これまでの習慣通りに過ごした場合と比較して、水でうがいしたグループでは、上気道炎の発症が36％統計的にも有意に少ないことが示されています。他方、うがい薬でうがいしたグループでは11％少ない傾向にありましたが、統計的に有意な差は認められませんでした。

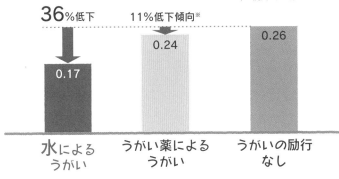

30日間における1人当たりの上気道感染症発症率

（※統計的な有意差なし）

36%低下　　11%低下傾向※

0.17　　0.24　　0.26

水による
うがい　　うがい薬による
うがい　　うがいの励行
なし

水でうがいでも
予防効果あり

コメント

　健常成人では水道水でうがいをすることによって、風邪に発症リスクを3割以上減らせる可能性が示されています。また、本研究では必ずしもうがい薬でうがいをする必要もないという結果でした。水道水でのうがいは安全で水道代以外のコストもかかりませんので、風邪が流行るシーズンでは積極的に行っても良いように思います。

📖 文献情報

1）Satomura K, et al : Prevention of upper respiratory tract infections by gargling: a randomized trial. PMID: 16242593.Am J Prev Med. 2005 Nov;29(4):302-7PMID: 16242593

045

インフルエンザ予防は
緑茶うがいが効果的？

　インフルエンザの予防はワクチン接種が基本ですが、その他の予防策としてマスクの着用、手洗い、うがいなども行われることでしょう。また、感染症予防には緑茶うがいが良いという話も聞くことがあります。確かに緑茶にはカテキンという成分が含まれており、実験的な研究[1]ではインフルエンザウイルスの活性を押さえることが報告されているようです。そんな中、緑茶によるうがいで、インフルエンザ感染症をどれだけ予防できるのかを検討した研究論文[2]が2014年5月16日付で、科学や医学分野で有名なプロス・ワンという学術誌に掲載されました。

　この研究では、**静岡県の高校生757人**が対象となりました。2011年12月～2012年2月のインフルエンザ流行期において、被験者は1日3回緑茶でうがいするグループ（387人）と1日3回水でうがいするグループ（370人）にランダムに振り分けられ、インフルエンザの発症が比較されています。

　90日にわたる研究期間中、インフルエンザを発症した人は、緑茶でうがいをしていたグループで4.9％、水でうがいをしていたグループで6.9％と、緑茶でうがいをしていたグループで31％少ない傾向にありましたが、統計的に有意な差はありませんでした。

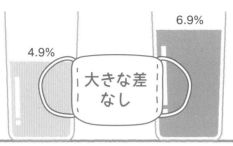

6.9%

4.9%

大きな差
なし

緑茶うがい　　　　　　水うがい

うがいは

水でもお茶でもどちらでも

コメント

　この研究では対象となった高校生が緑茶か水か、自分がどちらのグループに割り当てられたのか知っており、緑茶うがいをしていたグループでより感染予防意識がたまった可能性があります。したがって、実際には水と緑茶で予防効果にほとんど差が無いといっても良いでしょう。そもそもインフルエンザの予防にうがいが有効な手段なのか議論の余地があり、うがいをするにしても水道水で十分なように思われます。

文献情報

1）Steinmann J, et al : Anti-infective properties of epigallocatechin-3-gallate (EGCG), a component of green tea. Br J Pharmacol. 2013 Mar;168(5):1059-73. PMID: 23072320
2）Ide K, et al : Effects of green tea gargling on the prevention of influenza infection in high school students: a randomized controlled study. PLoS One. 2014 May 16;9(5):e96373. PMID: 24836780

046

歯磨きしないと
心臓病になりやすい？

　歯周病は歯周の慢性感染症に伴う持続的な炎症で、口腔内の衛生状態が悪い人で発症しやすいと言われています。また、慢性的な炎症は心臓病などの動脈硬化性疾患の主要な原因と考えられており、近年、口腔衛生と心臓病リスクの関連に注目が集まっています。そんな中、英国医師会誌に2010年5月27日付で、歯磨き頻度と心臓病リスクを検討した研究論文[1]が掲載されました。

　この研究では95年、98年、03年の健康調査データから、**英国（スコットランド）の一般住民11,869人（平均50歳）**が対象となりました。歯磨き頻度は1日2回（8,481人）1日1回（2,850人）1日1回未満（538人）の3カテゴリに分類され、心臓病の発症リスクが比較されています。なお、年齢、性別、社会経済的状況、喫煙、身体活動、歯科受診、体格指数（BMI）など、心臓病発症に影響を与えうる因子について、統計的に補正を行って解析しています。

　平均で8.1年にわたる追跡調査の結果、心臓病の発症は、歯磨き頻度が1日2回の人と比べて、1日1回の人で1.3倍、1日1回未満の人で1.7倍、統計的にも有意に多いことが示されました。

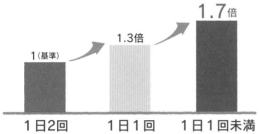

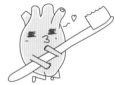

歯磨きで心臓病も予防

コメント

　口腔内の衛生環境が悪いと心臓病を発症しやすいのか、心臓病を発症した人で口腔内の衛生状態が悪いのか、直接的な因果関係について論じることは難しいかもしれません。しかしながら、この研究ではまた、高血圧を有する人で1.7倍、糖尿病を有する人で1.9倍、心臓病の発症リスク増加が示されています。口腔内の衛生状態が高血圧や糖尿病と匹敵するほどの心臓病リスクである可能性は軽視できないかもしれません。なお、厚生労働省の平成23年歯科疾患実態調査[2]によれば、わが国では歯磨き頻度が1日1回未満の人は3％、1日1回の人は21.9％となっています。

📖 文献情報

1) de Oliveira C, et al : Toothbrushing, inflammation, and risk of cardiovascular disease: results from Scottish Health Survey. BMJ. 2010 May 27;340:c2451. PMID: 20508025
2) 厚生労働省の平成23年歯科疾患実態調査
   http://www.mhlw.go.jp/toukei/list/62-23.html
   http://www.mhlw.go.jp/toukei/list/dl/62-23-02.pdf

047

風邪は運動で予防できる？

　季節の変わり目に体調を崩される方も多いでしょう。春先や秋口は１日の寒暖差が激しく、風邪をひきやすいと考えられています。風邪予防については様々な情報がありますが、実際にその効果がしっかりと検証されたものは限定的です。そんな中、風邪予防に対する運動の効果を検討した研究論文[1]が、韓国家庭医療学会誌2014年５月号に掲載されました。

　この研究は2013年６月までに報告された、週に５回以上、定期的にウォーキングなどの有酸素運動する人たちと、運動しない人たちを比較して、風邪の発症頻度を比較した研究の結果を統合解析（メタ分析）したものです。**米国で実施されたランダム化比較試験４研究に参加した281人**（平均32.8～60.9歳）が解析の対象となりました。なお、解析対象の研究を選定するに当たり、この論文著者２名が独立して文献評価を行うなど、結果に偏りが出ないよう配慮がなされています。

　解析の結果、風邪の発症は、運動した人たちでは134人中50人、運動しなかった人たちでは147人中75人で、運動をしなかった人に比べて、運動をした人たちで27％、統計的にも有意に減少しました。また風邪をひいていた期間（日数）についての解析では、運動をしなかった人に比べて、運動していた人たちで平均3.5日少ないという結果が示されています。

運動の有無と風邪の発症

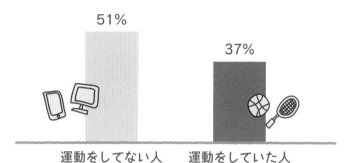

51%

37%

運動をしてない人　　運動をしていた人

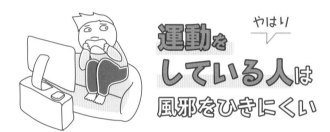

やはり

運動をしている人は風邪をひきにくい

コメント

　解析の対象となったランダム化比較試験結果の妥当性は決して高いものではなく、また対象となった症例数も少ないため、示された結果は過大に評価されている可能性があります。とはいえ、普段から運動不足を自覚している人では、積極的にウォーキングなどをしてみるとによって風邪予防効果を期待できるかもしれません。

📖 文献情報

1）Lee HK, et al : The effect of exercise on prevention of the common cold: a meta-analysis of randomized controlled trial studies. Korean J Fam Med. 2014 May;35(3):119-26. PMID: 24921030

048

睡眠不足で
風邪はひきやすくなる？

　一般的に睡眠はしっかりとったほうが風邪などの感染症にかかりにくいと考えられています。しかし実際のところ、睡眠時間の長短が、どれくらい風邪の発症リスクに影響するものなのでしょうか。睡眠状況と風邪の関連を検討した研究[1]は過去にも報告されていますが、睡眠時間が被験者の自己申告に基づくなど、データの信頼性はあまり高くはありませんでした。そんな中、活動量計を用いて被験者の睡眠時間を客観的に記録し、睡眠時間と風邪の発症を検討した研究論文[2]が、アメリカ睡眠医学会が発行しているスリープという専門誌の2015年9月1日号に掲載されました。

　この研究では**米国ペンシルベニア州在住で、18 ～ 55歳の健常成人164人（平均29.9歳）**が対象となりました。被験者を7日間にわたり睡眠日誌とアクティグラフと呼ばれる活動量測定のための医療機器を用いて持続的にモニターし、睡眠状況を評価しました。その後、風邪の原因ウイルスの1つであるライノウイルスを点鼻剤として投与し、風邪の発症状況を5日にわたり観察を行っています。

　解析の結果、1日に7時間を超える睡眠時間を有していた人に比べて5時間未満では4.5倍、5 ～ 6時間では4.24倍、風邪にかかるリスクが統計的にも有意に増加しました。6時間超から7時間では1.66倍、多い傾向にありましたが、統計的に有意な差は認められませんでした。

睡眠時間と風邪のリスク

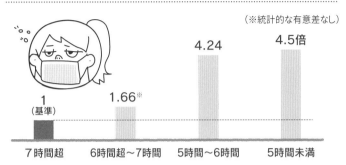

（※統計的な有意差なし）

4.5倍 — 5時間未満
4.24 — 5時間～6時間
1.66※ — 6時間超～7時間
1（基準）— 7時間超

十分な睡眠で風邪予防を

コメント

　この研究では被験者を睡眠時間が長い人、短い人にランダムに（無作為に）振り分けているわけではないので、睡眠時間が短い人で、もともと風邪にかかりやすかったという可能はあります。しかしながら、睡眠時間が短い人では、糖尿病[3]や肺炎[4]、死亡[5]のリスクが高いという研究報告もあり、食事習慣に気を付けることと同じように、睡眠時間にも注意したいところです。

📖 文献情報

1) Cohen S, et al : Sleep habits and susceptibility to the common cold. Arch Intern Med. 2009 Jan 12;169(1):62-7. PMID: 19139325
2) Prather AA, et al : Behaviorally Assessed Sleep and Susceptibility to the Common Cold. Sleep. 2015 Sep 1;38(9):1353-9. PMID: 26118561
3) Cappuccio FP, et al : Quantity and quality of sleep and incidence of type 2 diabetes: a systematic review and meta-analysis. Diabetes Care. 2010 Feb;33(2):414-20. PMID: 19910503
4) Patel SR, et al : A prospective study of sleep duration and pneumonia risk in women. Sleep. 2012 Jan 1;35(1):97-101. PMID: 22215923
5) Dew MA, et al : Healthy older adults' sleep predicts all-cause mortality at 4 to 19 years of follow-up. Psychosom Med. 2003 Jan-Feb;65(1):63-73. PMID: 12554816

049

保育園児の風邪予防、どんな方法が良い？

　風邪のウイルスやインフルエンザウイルスは、手指を介して人から人に伝播していきます。風邪やインフルエンザの感染予防に手洗い（手指衛生）が有効だといわれるのはこのためです。とはいえ、小さなお子さんでは、一人で手洗いすることが難しく、十分な手指衛生ができないことも多いでしょう。そんななか、小児の手指衛生と呼吸器感染症の発症リスクを検討した論文[1]が、米国小児学会誌電子版に、2018年10月8日付で掲載されました。

　この研究では**スペインの保育園に通う0～3歳の911人**とその親が対象となりました。被験者は、手指衛生に関する指導と石鹸手洗いを行う群（8施設274人）、手指衛生に関する指導と手指のアルコール消毒を行う群（9施設339人）、指導なしで通常の手洗いのみを行う群（7施設298人）の、3グループに保育園単位でランダムに振り分けられています。

　8か月にわたる追跡調査の結果、呼吸器感染症の発症リスクは、通常の手洗いのみの群と比べて、手指のアルコール消毒を行った群で23％、統計的にも有意に低下しました。他方、石鹸手洗いを行った群では、手指のアルコール消毒を行った群に比べて21％、統計的にも有意に高いことが示されました。

アルコール消毒は子どもの風邪予防に効果あり

消毒方法と呼吸器感染症の発症頻度

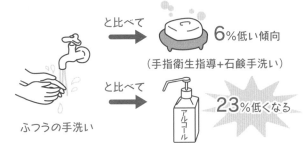

ふつうの手洗い と比べて → **6**%低い傾向
（手指衛生指導+石鹸手洗い）

と比べて → **23**%低くなる
（手指衛生指導+アルコール消毒）

 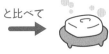 と比べて → **21**%高くなる

（手指衛生指導+アルコール消毒）　（手指衛生指導+石鹸手洗い）

コメント

　消毒用のエタノール製品には、手荒れ対策に配慮されたジェルタイプも発売されており、こうした製品は小さなお子さんでも使用可能です。保育園に通っている3歳未満のお子さんでは、エタノールを含有した消毒剤による手指衛生が、風邪対策としておすすめできるかもしれません。ただし、ノロウイルスなど感染性胃腸炎を引き起こすウイスルに対して、アルコール消毒の効果は明確ではありません。感染性の胃腸炎予防については、やはり石鹸手洗いが基本となるでしょう。

文献情報

1) Azor-Martinez E, et al : Effectiveness of a Hand Hygiene Program at Child Care Centers: A Cluster Randomized Trial. Pediatrics. 2018 Nov;142(5).PMID: 30297500

050

昼寝の習慣は健康的？

　スペインなどの地中海地域では昼寝をとる「シエスタ」と呼ばれる習慣があるそうです。確かに昼寝や仮眠は疲労回復効果が得られるイメージがあります。しかし、これまでに報告されている研究論文においては、昼寝が健康に悪影響をもたらす可能性が示されています。例えば、日本や英国で行われた観察研究では昼寝をしている人で、死亡のリスクが高いという結果でした[1][2]。とはいえ、生活様式や環境、健康状態など、昼寝習慣と死亡リスクの関連には様々な要因が影響している可能性があり、その因果関係について、1つの研究結果のみで論じることは難しいように思います。そんな中、複数の文献報告をとりまとめた論文[3]が、「メディカル・サイエンス・モニター」という医学雑誌に2015年5月4日付で掲載されました。

　この研究は、2014年5月までに報告された昼寝と死亡リスクについての研究データを統合解析（メタ分析）したものです。**イスラエル、台湾、米国、日本、英国で実施された観察研究7件、98,163人**が解析の対象となりました。

　その結果、「昼寝なし」に比べて、「昼寝あり」で死亡リスクが15％増加することが示されました。また、昼寝時間の長さと死亡リスクの関連を解析したところ、昼寝時間が60分未満では死亡リスクに明確な差が見られませんでしたが、60分以上では、15％の死亡リスク増加が示されています。

昼寝の習慣と死亡リスク

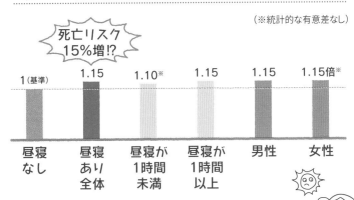

（※統計的な有意差なし）

死亡リスク
15%増!?

昼寝なし	昼寝あり全体	昼寝が1時間未満	昼寝が1時間以上	男性	女性
1（基準）	1.15	1.10※	1.15	1.15	1.15倍※

昼寝のしすぎは体に毒？

コメント

　本解析において、昼寝に関する情報は自己申告に基づくものでした。したがって、得られた結果の妥当性は、必ずしも高いものではありません。しかしながら、昼寝時間が長すぎると夜間の睡眠の質の低下や生活リズムが崩れる可能性もあります。本研究結果を踏まえるとするなら、昼寝は1時間以内にする、というのが1つの目安になるかもしれません。

📖 文献情報

1）Tanabe N, et al : Daytime napping and mortality, with a special reference to cardiovascular disease: the JACC study. Int J Epidemiol. 2010 Feb;39(1):233-43. PMID: 19900974
2）Leng Y, et al : Daytime napping and the risk of all-cause and cause-specific mortality: a 13-year follow-up of a British population. Am J Epidemiol. 2014 May 1;179(9):1115-24. PMID: 24685532
3）Liu X, et al : Meta-analysis of self-reported daytime napping and risk of cardiovascular or all-cause mortality.Med Sci Monit. 2015 May 4;21:1269-75. PMID: 25937468

051

寝すぎは脳の老化を招く？

　適度な睡眠は認知機能を高めるうえで大切なことのように思えます。一般的には睡眠不足が続くと、記憶力が低下するようなイメージがあるでしょう。そんななか、睡眠時間と認知症の発症リスクや、脳の老化現象の関連を検討した論文[1]が、米国神経学会誌2017年3月号に掲載されました。

　この研究はフラミンガム心臓研究という、世界的にも有名な疫学研究に参加した人たちの登録データを解析したものです。解析の対象となったのは**米国マサチューセッツ州在住の2,457人で、平均年齢は72歳**でした。研究参加者の睡眠時間は自己申告により、6時間未満の短時間グループ、6〜9時間のグループ、9時間を超える長時間グループの3つに分類され、認知症の発症や、脳の容積などが比較されています。

　10年以上にわたる追跡調査の結果、睡眠時間が6〜9時間のグループに比べて、9時間を超えるグループでは、認知症の発症リスクが約2倍、統計的にも有意に増加していることが示されました。また、睡眠時間が9時間以下のグループと、9時間を超えるグループで比較した場合、特に軽度認知機能障害（認知症の前段階）だった人で約2.8倍、高学歴でなかった人で約6倍と、大きく増加していました。さらに、睡眠時間が6〜9時間のグループに比べて、9時間を超えるグループでは、脳容積や、思考・行動などをコンロルールする機能（実行機能）の低下が認められました。

睡眠時間と認知症発症リスク

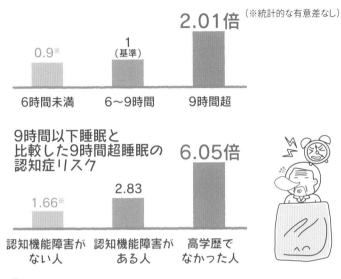

2.01倍 <small>(※統計的な有意差なし)</small>

0.9※   1（基準）   **2.01倍**

6時間未満   6〜9時間   9時間超

9時間以下睡眠と比較した9時間超睡眠の認知症リスク

6.05倍

1.66※   2.83   **6.05倍**

認知機能障害がない人   認知機能障害がある人   高学歴でなかった人

寝すぎは脳機能を低下させるかも？

コメント

　認知症の発症要因は多岐にわたり、長時間睡眠が認知症を引き起こすかどうかについて、この研究結果だけで結論付けることは難しいと思います。睡眠時間が長い人は長期臥床状態を余儀なくされている人で、潜在的に認知症リスクの高い人かもしれません。とはいえ、"寝すぎは脳の老化を招く"ということが否定されたわけでもなく、今後の研究結果に注目です。

📖🔍文献情報

1) Westwood AJ, et al : Prolonged sleep duration as a marker of early neurodegeneration predicting incident dementia. Neurology. 2017 Mar 21;88(12):1172-1179.PMID: 28228567

052

夜型の生活は健康に悪い？

　夜は早めに寝て、朝早く起きる朝型の生活は、夜遅くまで起きている夜型の生活に比べて健康に良いイメージがあります。夜遅くまで起きていると、生活習慣が乱れがちになることは想像しやすいでしょう。しかしながら、このような生活スタイルの違いが、健康状態にどのような影響をもたらすのかについて、あまり良く分かっていませんした。そんな中、朝型/夜型の生活と健康状態との関連性を検討した研究論文[1]が、国際時間生物学会誌2018年8月号に掲載されています。

　この研究では、**英国の大規模データベースに登録されている38 〜 73歳の433,268人**が対象となっています。被験者は「明らかな朝型」、「どちらかと言えば朝型」、「どちらかと言えば夜型」、「明らかな夜型」の4つのグループに分類され、死亡リスクの他、精神疾患、胃腸の疾患、糖尿病などの発症リスクが検討されました。なお、結果に影響を与えうる年齢、性別、人種、喫煙状況、睡眠時間、社会経済的状況や合併症の有無などの因子について、統計的に補正を行って解析しています。

　平均で6.5年にわたる追跡調査の結果、明らかな朝型の人と比べて、明らかな夜型の人では、糖尿病のリスクが1.3倍、精神疾患のリスクが1.94倍、神経疾患のリスクが1.25倍、胃腸疾患のリスクが1.23倍、死亡のリスクが1.1倍、統計的にも有意に高いという結果でした。

朝型/夜型生活スタイルと疾病リスク

（※統計的な有意差なし）

■ 糖尿病　■ 精神疾患　■ 神経疾患　■ 胃腸疾患

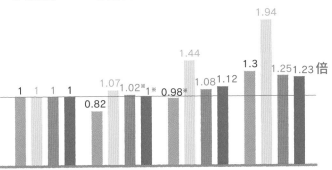

| 明らかな朝型 | どちらとか言えば朝型 | どちらかと言えば夜型 | 明らかな夜型 |

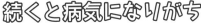

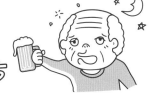

コメント

　"夜遅く寝ることが病気を引き起こしている"というよりは、残業時間が長いなど、"夜型の生活をもたらし得る生活環境そのものが、健康に悪い影響を与えている"ということなのかもしれません。因果関係を決定づけるものではありませんが、健康の危険因子として"夜型の生活をもたらし得る環境"は軽視できないものがあります。

📖 文献情報

1）Knutson KL, et al : Associations between chronotype, morbidity and mortality in the UK Biobank cohort. Chronobiol Int. 2018 Aug;35(8):1045-1053. PMID: 29642757

053

入浴中の事故は
季節と関連がありますか？

　冬場はお風呂でゆっくり浴槽につかりたい、暖まりたいと思う方も多いでしょう。入浴することで、その日1日の疲れが取れ、何よりもリラックスすることができますよね。一方で入浴中の健康被害に関する報告も多々あります。その中でもやや衝撃的なのは突然死でしょうか。浴室と室内の温度差が、身体に何らかの悪影響をもたらしているのかもしれませんが、これまで入浴中の突然死について、そのメカニズムはあまり良く分かっていませんでした。そんななか、日本疫学会誌2015年2月号に、入浴中の死亡例を解析した論文[1]が掲載されました。

　この研究は、**東京都監察医務院にて検案を行った入浴中の死亡例（3,289人）**を解析したものです。死亡者の年齢や発生日、そして死亡した時の状況などが調査されました。

　その結果、入浴中の突然死の多くは60歳以上の高齢者であり、発生時期は冬場に多いことが明らかとなりました。また発生場所の多くは自宅浴室（94.3％）であり、公衆浴場（3.0％）、ホテル（1.6％）と続きます。そして突然死を起こした人の45.5％が心臓病を有していました。

　さらに突然死を起こした人の79.1％で溺水の徴候が認められました。溺水とは気道内に液体が入り、気道が閉塞することによる窒息の一種です。ちなみに溺水による死亡のことを溺死と呼びます。そして溺水兆候のあった人は、溺水兆候の無かった人に比べて統計的にも有意に血中のアルコール濃度が高いことが示されました。

入浴中の死亡例の内訳

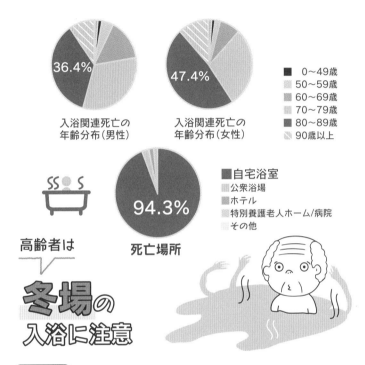

入浴関連死亡の
年齢分布（男性）
36.4%

入浴関連死亡の
年齢分布（女性）
47.4%

- ■ 0～49歳
- ▨ 50～59歳
- ▨ 60～69歳
- ▨ 70～79歳
- ■ 80～89歳
- ▨ 90歳以上

死亡場所
94.3%

- ■ 自宅浴室
- ▨ 公衆浴場
- ▨ ホテル
- ▨ 特別養護老人ホーム/病院
- ▨ その他

高齢者は

冬場の入浴に注意

コメント

　研究結果を整理しましょう。入浴中の突然死に注意したいのは高齢者で心臓病を治療中の人であり、特に冬場において飲酒した状態で入浴することはかなり危険と言えそうです。このような状況下では、入浴中の体調変化に十分注意する必要があります。

🔍 文献情報

1) Suzuki H, et al : Characteristics of sudden bath-related death investigated by medical examiners in Tokyo, Japan. J Epidemiol. 2015;25(2):126-32. PMID: 25503827

054

浴槽入浴で健康になれる？

　入浴スタイルは国ごとに異なりますが、日本人はシャワーやサウナよりも、浴槽入浴が一般的かもしれません。特に温泉は日本人の入浴スタイルを象徴するものでしょう。ところで、温泉は健康に良いというイメージはありますけど、浴槽入浴と健康への影響を検討した質の高い研究データはほとんどありませんでした。そんな中、浴槽入浴の頻度と身体機能の障害（介護が必要な状態）リスクの関連について検討した論文[1]が、日本疫学会誌電子版に2018年10月27日付で掲載されました。

　この研究では、要介護認定を受けていない**日本人高齢者13,786人（男性6,482人）**が対象となっています。被験者は、浴槽入浴の頻度について、低頻度（0-2回/週）、中頻度（3-6回/週）、高頻度（7回以上/週）の3つのグループに分類され、夏季と冬季に分けて身体機能の障害リスクが比較されました。なお、結果に影響を与えうる年齢、性別、認知機能状態などの因子について、統計的に補正を行って解析をしています。

　その結果、浴槽入浴の頻度が高い人では身体機能の障害が少ないことが示されました。身体機能の障害リスクは、低頻度の人と比較して、高頻度の人で、夏季においては28％、冬季においては29％、統計的にも意味のある水準で低いという結果です。

湯舟につかって健康維持！

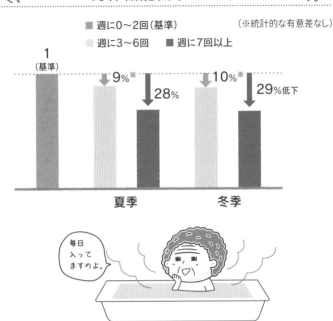

浴槽入浴が週に0～2回と比較した場合の身体機能低下リスク

コメント

　浴槽入浴が毎日できる人は、そもそも健康状態が良好である可能性があり、この結果が因果関係を示すものかどうかについては議論の余地があります。また、浴槽の温度が高すぎると、体に負担がかかることもあり、入浴が有益な影響のみ与えるとは限りません。やはり、適度な温度、適度な時間での入浴を心がけることが大切だと思います。

文献情報

1) Yagi A, et al : Bathing Frequency and Onset of Functional Disability among Japanese Older Adults: A Prospective 3-year Cohort Study from the JAGES. J Epidemiol. 2018 Oct 27. [Epub ahead of print] PMID: 30369512

055

喫煙本数が少なければ
体に害はない？

　喫煙が健康に悪影響を与えることは明確ですが、喫煙本数が少なければ、それほど害はないのではないかと考えている方もおられるでしょう。そんななか英国医師会誌の電子版に、喫煙本数の少ない人における心臓病や脳卒中のリスクを検討した研究論文[1]が2018年1月24日付で掲載されました。

　この研究は、**日本を含むアジア諸国、欧米諸国で実施された55件の研究**データを統合解析したもので、喫煙本数が1日1本の場合のリスクと、1日20本の場合のリスクを喫煙未経験者と比較して男女別に解析しています。

　その結果、男性における、心臓病のリスクは、喫煙未経験者と比較して、1日1本の喫煙で1.74倍、1日20本の喫煙で2.27倍でした。脳卒中のリスクも同様に1日1本の喫煙で1.30倍、1日20本の喫煙で1.56倍となっています。また女性においても、心臓病のリスクは、喫煙未経験者と比較して、1日1本の喫煙で2.19倍、1日20本の喫煙で3.95倍、脳卒中のリスクも同様に1日1本の喫煙で1.46倍、1日20本の喫煙で2.42倍でした。

タバコは本数を
減らしてもやはり害

喫煙本数と疾病リスク
（喫煙未経験者と比較した相対比）

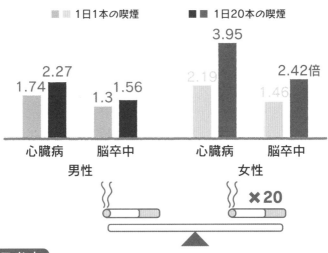

■■ 1日1本の喫煙　　　■■ 1日20本の喫煙

男性
心臓病 1.74　2.27
脳卒中 1.3　1.56

女性
心臓病 2.19　3.95
脳卒中 1.46　2.42倍

×20

コメント

　たとえ1日1本の喫煙だったとしても、喫煙未経験者に比べて心臓病や脳卒中の発症リスクは統計的にも有意に増加し、そのリスクは1日20本喫煙する人のリスクの3から5割に匹敵します。言い換えると、煙草を1日20本吸っている人が、1日1本に減らしたとしても、リスクは20分の1になるのではなく、半減するにとどまるということです。たった1本でもリスクが増加するというこの論文結果は、心臓病や脳卒中のリスクを増加させないような安全な喫煙本数が存在しないことを示しています。心臓病や脳卒中のリスクを増加させないためには、喫煙本数を減らすだけでなく、やはり禁煙することが必要かもしれません。

📖🔍 文献情報

1) Hackshaw A, et al : Low cigarette consumption and risk of coronary heart disease and stroke: meta-analysis of 141 cohort studies in 55 study reports. BMJ. 2018 Jan 24;360:j5855. PMID: 29367388

056

疲労は健康にわるい？

　疲労回復という言葉があるように、体の疲れは決して健康的な状態ではないことは経験的にも分かりやすいかと思います。しかしながら、疲労を感じているからと言って、それがどれほど体に悪い状態なのか、あらためて考える機会は、そう多くないかもしれません。そんななか、疲労と死亡リスクの関連を検討した研究論文[1]が、生物医学分野のオープンアクセスジャーナル誌に2016年8月20日付で掲載されました。

　この研究では、**英国の大規模コホートデータに登録されている40～79歳の男女18,101人**が対象となりました。アンケート調査を行い、被験者の疲労重症度（0～100点で評価。点数が低いほど重症）を4段階に分類し、死亡のリスクが比較検討されています。なお、結果に影響を与えうる年齢や性別、婚姻状況、喫煙状況、教育水準、アルコール摂取などの因子について、統計的に補正して解析されました。

　平均で16.6年にわたる追跡調査の結果、疲労の重症度が4段階の中で最も高い人たちは、最も低い人たちに比べて、総死亡のリスクが40％、心臓病による死亡のリスクが45％、統計的にも有意に増加しました。

疲労は身体によいことなし

疲労の重症度（点数が低いほど重症）と死亡リスク

（※統計的な有意差なし）

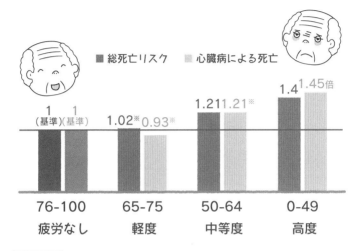

76-100	65-75	50-64	0-49
疲労なし	軽度	中等度	高度

■ 総死亡リスク　■ 心臓病による死亡

1（基準）1（基準）　1.02※　0.93※　1.21　1.21※　1.4　1.45倍

コメント

　この研究結果から、疲労と死亡の因果関係を決定づけることができるかというと、なかなか難しいところです。「疲労」をどう測定するかで結果も変わってきてしまうでしょうし、そもそも疲労を感じやすい人は潜在的に健康リスクの高い集団かもしれません。とはいえ、疲労は身体に良い影響を与えないであろうことは直観と矛盾しませんし、それが死亡リスクを上昇させる可能性まで示唆されていることは軽視できないように思います。忙しい時ほど、休養が大切なのかもしれませんね。何はともあれ、無理はしないということが肝要です。

📖🔍文献情報

1) Basu N, et al : Fatigue is associated with excess mortality in the general population: results from the EPIC-Norfolk study. BMC Med. 2016 Aug 20;14(1):122. PMID: 27543008

057

屋外遊びは
目が悪くなるのを防ぐ？

　近視とは、近くのものが見えて、遠くが見えにくい状態のことです。近視の人では、視力を補正するために眼鏡をかけたり、コンタクトレンズを装用したりなど、その負担は日常生活に大きな支障をきたすこともあります。一般的に、親が近視の場合、子どもが近視になる可能性は高く、その発症には遺伝的な要因が影響していると考えられています。また目を酷使するような生活環境も近視の発症要因と言えましょう。近視を予防できる方法があれば、是非とも試してみたいところですが、米国医師会誌2015年9月号に小児における近視予防に関する研究論文[1]が掲載されました。

　この研究は、**中国の小学生（平均6.6歳）1,903人**を対象に、屋外での活動と近視の関連を検討したものです。被験者の通う12の小学校を、屋外遊びを奨励する6校（952人）と、通常の生活パターンを行ってもらう6校（951人）の2つのグループに学校単位でランダムに振り分け、近視の発症が比較されました。なお屋外遊びは放課後40分の屋外活動に加え、週末や休暇中も屋外活動を奨励するというものです。

　3年にわたる追跡調査の結果、最終的に1,579人が解析対象となりました。近視の発症は屋外遊びを奨励したグループで30.4％、通常の生活パターンのグループでは39.5％でした。その差は9.1％と、屋外遊びを奨励したグループで、統計的にも有意に少ないという結果になっています。

近視の発症

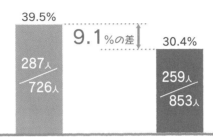

39.5%

9.1%の差

30.4%

287人 / 726人

259人 / 853人

通常の生活パターン

屋外遊びを推奨

外で遊ぶ子供は

メガネいらず？

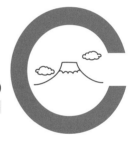

コメント

　近視の発症要因が多岐にわたることを踏まえれば、この研究結果のみで、近視と屋外遊びの因果関係を論じることは難しいかもしれません。とはいえ、スマートフォン端末でゲームをしたり等、屋内で過ごす時間が長い子供たちにとって、屋外で活動する時間を増やすことは、心身の成長という観点からも良い影響をもたらすように思います。

📖 文献情報

1) He M, et al : Effect of Time Spent Outdoors at School on the Development of Myopia Among Children in China: A Randomized Clinical Trial. JAMA. 2015 Sep 15;314(11):1142-8. PMID: 26372583

058

日光浴は長生きの秘訣？

　日光浴はなんとなく健康的なイメージがありますが、太陽光を浴びすぎることは、紫外線による皮膚トラブルを招きかねません。長年にわたる太陽光の影響で、皮膚がんを発症することもあります。他方、日光浴を積極的に行うことで、寿命が延びる可能性を示唆した報告[1]もあり、その健康への影響が注目されていました。そんな中、スウェーデンの内科専門誌電子版に2016年3月16日付で、日光浴と死亡リスクを検討した研究論文[2]が掲載されました。

　この研究では、**25 〜 64歳のスウェーデン女性29,518人**が対象となっています。被験者は、太陽光を避けるグループ（1,721人）、適度に太陽光を浴びるグループ（16,166人）、太陽光を積極的に浴びるグループ（11,631人）の3つのグループに分けられ死亡のリスクが比較検討されました。なお、結果に影響を与えうる年齢、喫煙状況、配偶者の有無、併存疾患などの因子について、統計的に補正を行い解析をしています。

　20年にわたる追跡調査の結果、太陽光を避けるグループと比較して、適度に太陽光を浴びるグループでは20％、太陽光を積極的に浴びるグループでは30％、統計的にも有意に死亡のリスクが低下しました。太陽光を避けるグループでは積極的に浴びるグループに比べて寿命が0.6 〜 2.1年短いと見積もられています。

太陽光を浴びる生活は健康的

太陽光を浴びる頻度と死亡リスク

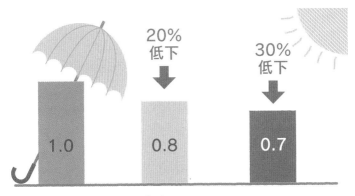

20%
低下

30%
低下

| 1.0 | 0.8 | 0.7 |

太陽光を避ける
グループ

適度に
太陽光を浴びる
グループ

太陽光を
積極的に浴びる
グループ

コメント

　太陽光を浴びることができた人は、そもそも活動的であり、潜在的に死亡リスクが低い可能性があります。したがって、本研究結果は、必ずしも因果関係を決定づけるものではありません。しかしながら、太陽光を浴びることは、正常な生命活動に必要なビタミンDの産生を促します。紫外線が強い時期は注意が必要ですが、健康維持には太陽光を適度に浴びることが肝要ですね。

📖🔍文献情報

1）Lindqvist PG, et al : Avoidance of sun exposure is a risk factor for all-cause mortality: results from the Melanoma in Southern Sweden cohort. J Intern Med. 2014 Jul;276(1):77-86. PMID: 24697969
2）Lindqvist PG, ey al : Avoidance of sun exposure as a risk factor for major causes of death: a competing risk analysis of the Melanoma in Southern Sweden cohort. J Intern Med. 2016 Oct;280(4):375-87 PMID: 26992108

059

テレビを見すぎることは
健康に良くない？

　テレビを見る習慣は日本人であれば、ごく一般的なライフスタイルだといえましょう。全国の16歳以上の3,600人を対象に、ＮＨＫ放送文化研究所・世論調査部が実施した「日本人とテレビ2015」[1]によれば、1日に4時間以上テレビを見る人は37％、6時間以上では15％となっています。そんな中、テレビの視聴時間と心臓病による死亡リスクとの関連性を検討した研究論文[2]が、日本循環器学会誌の電子版に2015年9月7日付で掲載されました。

　この研究では**40〜79歳の日本人（男性35,959人、女性49,940人）**が対象となっています。被験者はテレビの視聴時間が1日に2時間未満、2時間、3時間、4時間、5時間、6時間以上の6つのカテゴリに分類され、脳卒中、心臓病、そして循環器疾患全体による死亡リスクが比較検討されました。なお、結果に影響を与えうる体格指数（BMI）や喫煙・飲酒状況、睡眠時間、スポーツ時間、歩行時間、糖尿病や高血圧などの因子で統計的に補正を行って解析しています。

　中央値で19.2年にわたる追跡調査の結果、テレビの視聴時間が1日に2時間未満と比較して、6時間以上では脳卒中による死亡が10％、心臓病による死亡が24％増加する傾向にありましたが統計的に有意な差はありませんでした。しかしながら循環器系の疾患全体による死亡では14％、統計的にも有意に増加しました。なお、5時間以下では明確な差は出ませんでした。

テレビを1日に
6時間以上見る人の疾病リスク

6時間以上のとき・・・（2時間未満と比較）　（※統計的な有意差なし）

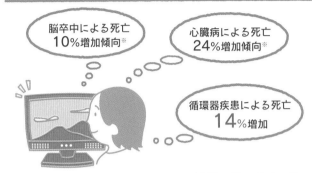

脳卒中による死亡
10%増加傾向※

心臓病による死亡
24%増加傾向※

循環器疾患による死亡
14%増加

やはり、テレビの見すぎは体に悪いかも！？

コメント

　テレビを6時間以上視聴している人の中には、長期臥床（寝たきり）状態の人も含まれている可能性があり、こうした人たちでは潜在的に健康状態が悪いといえるかもしれません。したがって、本研究結果は因果関係を決定づけるものではないでしょう。総じて関連性はあまり明確には示されていませんが、やはりテレビを長時間にわたり視聴する生活習慣は、身体活動量も低下し、あまり健康的とは言えないように思います。

📖文献情報

1) ＮＨＫ放送文化研究所・世論調査部「日本人とテレビ2015」
https://www.nhk.or.jp/bunken/summary/yoron/broadcast/pdf/150707.pdf

2) Ikehara S, et al : Television viewing time and mortality from stroke and coronary artery disease among Japanese men and women -- the Japan Collaborative Cohort Study. Circ J. 2015;79(11):2389-95. PMID: 26346284

060

立っているだけでも ダイエット効果はあるの？

　やせるためには、摂取カロリーを少なくし、消費カロリーを増加させる必要があります。

　ウォーキング等、消費カロリーを増やす方法は様々ですが、普段の生活において、立っている時間を長くするだけでもカロリー消費量は増えるはずです。これを毎日継続的に行ったとしたら、どの程度のダイエット効果が期待できるものなのでしょうか。そんな疑問に対する答えとなるような研究論文[1]が、欧州心臓病予防学会誌の電子版に2018年1月31日付で掲載されました。

　この研究は、2017年6月までに報告された、座った状態と立った状態での消費カロリーを検討している46件の研究データを統合解析（メタ分析）したものです。解析対象となったのは**インド、中国、ブルキナ・ファソ、イラン、米国、ナイジェリア、フィリピン、英国、フィンランド、日本、ポルトガル、ロシア、オーストラリア、スイス、オランダ**の各国で実施された研究の参加者**1,184人（平均33歳、平均体重65kg、男性60％）**でした。

　その結果、1分あたりの平均消費カロリーは、立った状態で1.47キロカロリー、座った状態で1.29キロカロリーとなっており、その差は0.15キロカロリーでした。この研究では、65キロの人において、座っている状態を1日あたりで6時間ほど立っている状態に置き換えると、消費カロリーを1日に54キロカロリーを増加させることができ、食べる量さえ変わらなければ1年で2.5キロの減量効果に相当すると見積もられています。

1分あたりの平均消費カロリー（kcal/分）

1.29kcal

1.47kcal

その差は
0.15kcal/分＊

座った状態 　　　　　　　　立った状態

＊統合された個々の研究規模で重みづけされた平均値

ダイエット効果が見込めるのは

1日6時間立っていること!?

コメント

　毎日6時間、立ち続けるような生活が本当に健康に良いかどうかについては議論の余地があるでしょう[2]。身体に無理がかかることは健康状態をむしろ悪化させることさえあります。ダイエットに興味のある方は、通勤や通学などで電車に乗る際や、家でテレビを見るときなど、無理のない範囲で、座っている時間を減らしてみることから始めるとよいでしょう。

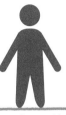

📖🔍 文献情報

1）Saeidifard, et al : Differences of energy expenditure while sitting versus standing: A systematic review and meta-analysis.Eur J Prev Cardiol. 2018 Mar;25(5):522-538. PMID: 29385357
2）Biswas A, et al : Is promoting six hours of standing an appropriate public health message? Eur J Prev Cardiol. 2018 May;25(7):751-752. PMID: 29517276

061

30分程度の運動でも
健康に良い？

　体を動かす時間が少ない生活習慣は健康状態に悪い影響を与えるイメージがあります。実際、座っている時間が長い人は、短い人に比べて、糖尿病や心臓病のみならず、がんの発症リスクや死亡リスクまで上昇するという研究[1]が報告されています。では、座っている時間減らし、体を動かす時間を増やすと、どれくらい健康上のメリットがあるのでしょうか。そんな中、座っている時間を、体を動かす時間に置き換えた場合、死亡リスクにどのような影響がもたらされるのかを検討した論文[2]が、米国の疫学専門誌電子版に2019年1月14日付で掲載されました。

　この研究は、**45歳以上の米国人7,999人（平均63.5歳、男性45.9%）**を対象としたもので、被験者には活動量計を装着してもらい、座っている時間が計測されました。なお、結果に影響を与えうる年齢、性別、過去の脳卒中や心臓病の経験、体格指数（BMI）などの因子について、統計的に補正を行って解析しています。

　中央値で5.5年にわたる追跡調査の結果、座っている時間30分を、軽い運動30分で置き換えると、総死亡のリスクが17%、統計的にも有意に低下することが示されました。同様に、座っている時間30分を中等度の運動30分で置き換えると、総死亡のリスクが35%、統計的にも有意に低下するという結果でした。

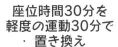

軽度・中等度の運動による
死亡リスクの減少度

座位時間30分を
軽度の運動30分で
置き換え

座位時間30分を
中程度の運動30分で
置き換え

17%

30分の差は
大きい

35%低下

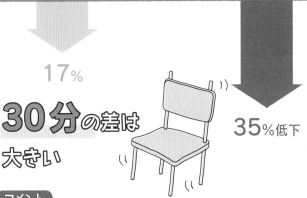

コメント

　もちろん座っている時間が短く、運動量が多い人というの
は、心身ともに健常であると言えます。従って、座位時間を減
らし運動時間を増やすことが、直接的に死亡リスクの低下に繋
がっているのかどうかについては議論の余地があります。とは
いえ、座って過ごす時間の多い人にとっては、適度に体を動か
す時間を確保することで、健康状態に良い影響を期待できるか
もしれませんね。

文献情報

1) Biswas A, et al : Sedentary time and its association with risk for disease
incidence, mortality, and hospitalization in adults: a systematic review
and meta-analysis. Ann Intern Med. 2015 Jan 20;162(2):123-32. PMID:
25599350

2) Diaz KM, et al : Potential Effects on Mortality of Replacing Sedentary
Time With Short Sedentary Bouts or Physical Activity: A National
Cohort Study. Am J Epidemiol. 2019 Mar 1;188(3):537-544.PMID:
30551177

062

腕立て伏せ能力は
健康のバロメーター？

　体力とは、体を動かすために必要な基本的な身体的能力のことです。当たり前ですが、体力が備わっていれば、身体活動量を維持することができ、筋力の衰えなどを予防することができます。また、感染症の予防や重症化を防ぐためにも体力は重要だと考えられますね。つまり体力は、健康状態を把握するための1つの指標だと言えるかもしれません。そんな中、体力と心臓病リスクの関連について検討した研究論文[1]が、米国医師会が発行しているオープンアクセス誌の2019年2月号に掲載されました。

　この研究では、**米国における18歳以上の男性消防士1,104人**（平均39.6歳、体格指数[BMI] 28.7）が解析対象となっています。研究開始時に体力を表す指標として腕立て伏せの回数が調査され、心臓病の発症率が検討されました。なお、結果に影響を与えうる年齢やBMIについて、統計的に補正を行い解析されています。

　10年にわたる追跡調査の結果、腕立て伏せができた回数の多い人では心臓病の発症が少ないことが示されました。心臓病の発症は、腕立て伏せが0～10回だった人と比べて、11から20回では64％、21～30回では84％、31～40回では75％、41回以上では96％、統計的にも有意に低いという結果です。

腕立て伏せ0〜10回と比較した心臓病の発症率

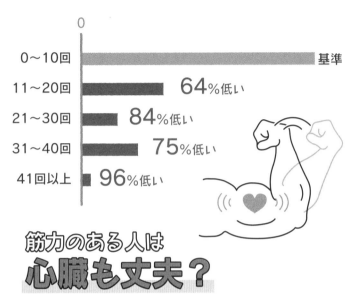

0〜10回	基準
11〜20回	64%低い
21〜30回	84%低い
31〜40回	75%低い
41回以上	96%低い

筋力のある人は心臓も丈夫？

コメント

　腕立て伏せそのものが心臓病の発症リスクを低下させるかどうかは分かりませんが、この研究結果が示しているのは、"腕立て伏せができるような体力のある人では、心臓病の発症が少ない"ということです。もちろん女性や、高齢者にも同様に当てはまるかどうかは議論の余地がありますけど、腕立て伏せ能力は、簡便かつ安価な健康評価方法として活用できる可能性があります。

📖 文献情報

1）Yang J, et al : Association Between Push-up Exercise Capacity and Future Cardiovascular Events Among Active Adult Men.JAMA Netw Open. 2019 Feb 1;2(2):e188341. PMID: 30768197

063

どんなスポーツをしている人が長生き？

　適度な運動が健康に良い影響をもたらすという研究報告は多々あります。しかし、どんな運動がより優れた健康増進効果をもたらすかについて、質の高い研究データは不足していました。そんな中、世界的にも有名な米国の総合病院、メイヨー・クリニックが提供している医学誌の電子版に、運動の種類と健康への影響を検討した研究論文[1]が2018年9月4日付で掲載されました。

　この研究は**デンマークのコペンハーゲンに在住している8,577人**を対象とした調査で、様々な種類のスポーツや身体活動と、死亡リスクの関連を比較検討したものです。なお、結果に影響を与えうる年齢、性別、喫煙・飲酒状況、収入、教育水準などの因子について統計的に補正を行い解析しています。

　25年にわたる追跡調査の結果、座りがちな生活スタイルの人と比較して、テニスをしている人で9.7年、バドミントンをしている人で6.2年、サッカーをしている人で4.7年、サイクリングをしている人で3.7年、水泳をしている人で3.4年、ジョギングをしている人で3.2年、体操をしている人で3.1年、それぞれ、統計的にも有意に平均余命の延長が示されました。

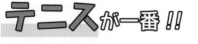

テニスが一番！！
ただしデンマークの住人…

座りがちな生活習慣の人と比較した場合の寿命の差

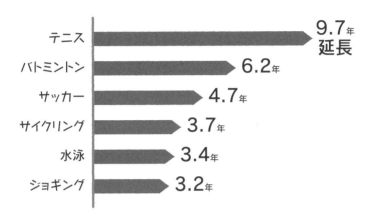

テニス　　　　9.7年延長
バトミントン　6.2年
サッカー　　　4.7年
サイクリング　3.7年
水泳　　　　　3.4年
ジョギング　　3.2年

コメント

　もちろん、スポーツに参加できる人は、身体的にも精神的にも、健常者である可能性は高く、スポーツそのものが延命に寄与しているかどうかについて、この研究結果のみでは結論づけられません。ただ、ジョギングや体操のような一人で行うスポーツよりも、テニスやバトミントン、サッカーのような複数人で行うスポーツでより延命効果が得られているという結果は興味深いものです。運動に加え、人や社会とのつながりも健康に影響する要因なのかもしれませんね。

文献情報

1）Schnohr P, et al : Various Leisure-Time Physical Activities Associated With Widely Divergent Life Expectancies: The Copenhagen City Heart Study. Mayo Clin Proc. 2018 Dec;93(12):1775-1785. PMID: 30193744

064

元サッカー選手では
認知症による死亡が多い？

　ボクシングやアメリカンフットボールなど、頭部外傷のリスクが高いスポーツ選手では、数か月から数年を経て脳の異常をきたすケースが知られています。世界的に人気の高いサッカーは安全性の高いスポーツという印象もありますが、選手の健康状態について、詳しい研究報告は限定的でした。そんな中、米国の医学誌『ニューイングランド・ジャーナル・オブ・メディシン』に、元サッカー選手の健康状態について調査した研究論文[1]が2019年11月7日付で掲載されました。

　この研究では**英国（スコットランド）の元サッカー選手7,676人と、年齢、性別、社会経済的状況が同等な一般住民23,028人**を18年にわたり追跡調査して、死亡リスクを比較検討しています。

　解析の結果、元サッカー選手は一般住民と比べて、心臓病による死亡リスクが20％、肺がんによる死亡リスクが47％、統計的にも有意に低いという結果でした。他方でアルツハイマー型認知症を主因もしくは一因とする死亡は、元サッカー選手で約5倍、統計的にも有意に高いことが示されました。また、元サッカー選手における認知症治療薬の処方状況について解析したところ、元フィールドプレーヤーよりも元ゴールキーパーで治療薬の処方が少ないという結果でした。

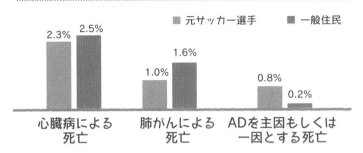

元サッカー選手と一般住民の疾患別死亡の割合

凡例: ■ 元サッカー選手　■ 一般住民

- 心臓病による死亡: 2.3% / 2.5%
- 肺がんによる死亡: 1.0% / 1.6%
- ADを主因もしくは一因とする死亡: 0.8% / 0.2%

ＡＤ：アルツハイマー型認知症

サッカー選手，
心臓病やがんは少ないものの認知症のリスクには要注意

コメント

　心臓病や肺がんによる死亡リスクが低いという結果は、元サッカー選手がもともと健康的であり、喫煙者も少ない集団だったからだと思われます。しかし、そのような健常集団でありながらも認知症による死亡リスクが高いという結果は競技中の慢性的な外傷が健康状態に影響を及ぼしている可能性を示唆します。とりわけフィールドプレイヤーはヘディングの影響も軽視できないかもしれませんね。

文献情報

1）Mackay DF, et al : Neurodegenerative Disease Mortality among Former Professional Soccer Players. N Engl J Med. 2019 Nov 7;381(19):1801-1808. PMID: 31633894

コラム2

原因と要因、因果関係と相関関係について

コラム①で、原因（cause）と要因（factor）を区別して用いていたことにお気づきだったでしょうか。**原因とは、直接的に出来事（結果）をもたらすもので、原因と出来事の関連性を因果関係（Causal relationship）と呼びます。他方で要因とは、ある出来事の発生に影響を与えるもの全て**を指します。コラム①でも述べたとおり、出来事の発生には多数の原因が関わっています。その原因の集まりを要因と考えればわかりやすいでしょう。

例えば「緑茶をよく飲む人は、そうでない人に比べて統計的にも有意に死亡リスクが低い」という研究結果があったとします。この場合、"緑茶の摂取"と"死亡リスクが低いこと"の関連性は因果関係といえるでしょうか。

緑茶を積極的に摂取するような集団とはどんな人たちなのか考えてみましょう。少なからず健康に対する関心が高い人たちであり、適度な運動やバランスの良い食事に配慮していたり、検診や予防接種などを積極的に受けている人たちかもしれません。

つまり、緑茶の摂取が死亡リスク低下をもたらすという関係性が観察されたとしても、緑茶そのものが直接的に死亡リスクに影響しているかどうかは分からないのです。死亡リスク低下をもたらしている原因は、バランスの良い食事や適度な運動習慣かもしれませんし、予防医療サービスの積極的な利用かもしれないから

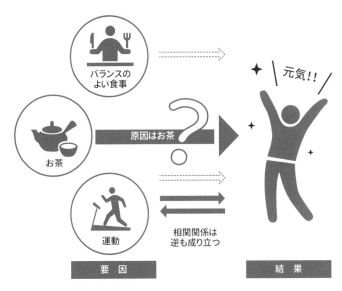

バランスの
よい食事

お茶

原因はお茶？

運動

相関関係は
逆も成り立つ

元気!!

要因

結果

因果関係は一方通行

です。健康に気を付けているがゆえに緑茶の摂取が多いというだ
けで、たとえ統計的に意味のある水準で死亡リスクが低下してい
たとしても、見かけ上の関連に過ぎない可能性があります。

　一方が増加すると、他方が増加（もしくは減少）する二つの量関
係を相関関係（Correlation）と呼びます。緑茶と死亡リスクの関
連でいえば、"長生きするような人では緑茶を飲んでいる可能性が
高い、あるいは緑茶を飲んでいるような人では長生きする人が多
い"という関係です。この関係性は"緑茶を飲むことによって死
亡リスクが低下する"という因果関係とは異なり、緑茶の摂取が
死亡リスク低下の唯一の原因とは判断できず、緑茶の摂取によっ
て死亡リスクが低下するとは結論できません。

コラム3

ライターを所持している人では
肺がんが多い？交絡という概念

原因と考えているものと、結果の双方に関連し、その原因によって引き起こされるものではないものを交絡因子 (confounding factor) と呼びます。そして、交絡因子によって、原因と出来事の関連性が、過大もしくは過小に評価されてしまう現象を交絡 (confounding) と呼びます。

たとえば、「ライターを所持している人では肺がんが多い」という研究結果があったとしましょう。しかし、一般的には、ライター所持が直接的に肺がんを起こすとは考えにくいと思います。とはいえ、①ライターを所持している人では喫煙者が多いことは容易に想像がつきます。また、②ライター所持が喫煙をもたらすわけではありません。この①と②から、肺がんを引き起こしている原因はライター所持でなく、喫煙であると考えることができます。つまり、「ライターを所持している人では肺がんが多い」という関連性は、コラム②でも取り上げた相関関係であり、因果関係ではないのです。この例では、喫煙が交絡因子となり、ライター所持と肺がんに関連性がないにも関わらず、見かけ上、関連性があるように研究結果をゆがめてしまっているのです。

ちなみに、もし仮にライター所持によって喫煙がもたらされるのであれば、喫煙は交絡因子ではなく、肺がん発生の中間因子となり、交絡は起こりません。この場合、ライター所持、喫煙、肺

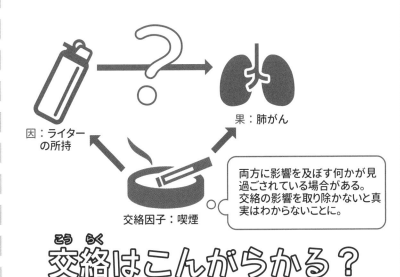

果：肺がん

因：ライター
　の所持

交絡因子：喫煙

両方に影響を及ぼす何かが見過ごされている場合がある。交絡の影響を取り除かないと真実はわからないことに。

交絡はこんがらかる？

がん発生は因果関係の連鎖にすぎず、ライター所持と肺がんは因果関係にあると考えることができます。交絡因子となるためには、その因子が「原因と結果の双方に関連する」という条件だけでなく、「原因によって引き起こされるものではないもの」という条件も満たさねばいけません。

　本書では、研究方法を解説した段落に「研究結果に影響を与えうる年齢や性別、喫煙状況などの因子について、統計的に補正して解析しています」という記載があると思います。この因子として列記されているのが交絡因子であり、研究結果が過少もしくは過大評価されないよう、研究結果に補正を加えていることを意味しています。

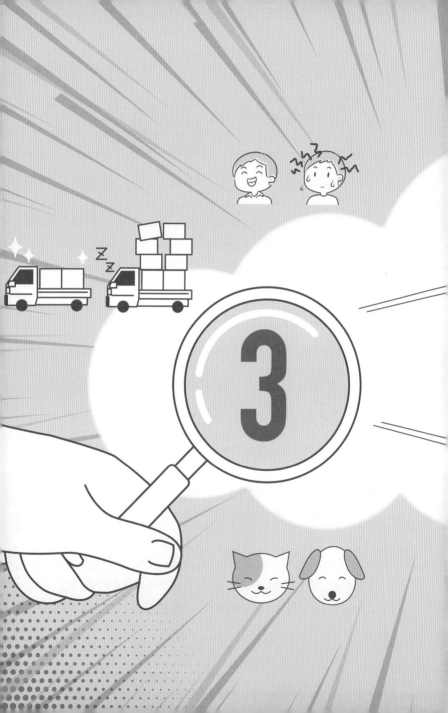

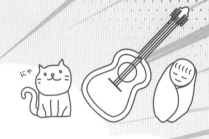

精神・ストレス

（065〜081）

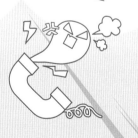

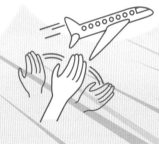

「生きがい」がある人は長生き？

　人生や物事に対するポジティブな価値観の１つに「生きがい」がありますよね。多くの場合で「生きがい」があるということは、健康的で充実した生活を実現するための重要な要素だと考えられています。そんな中、「生きがい」と死亡リスクとの関連を検討した論文[1]が、心理学と医学の専門誌である心身医学研究会誌2009年7号に掲載されました。

　この研究は**40 ～ 79歳の日本人73,272人（男性30,155人）を対象**に、「生きがい」についてのアンケートを実施し、総死亡のリスクを検討したものです。本研究では「あなたの生活のなかで生きがいを感じられますか？」という質問に対して、「非常にある」または「ある」と答えた人を「生きがい」のあるグループに、「ふつう」または「はっきり言えない」と答えた人を「生きがい」のないグループに分類しました。なお、結果に影響を与えうる年齢、飲酒や喫煙状況、身体活動、睡眠時間、教育水準、職業、配偶者の有無、精神的ストレス、病歴などの因子について統計的に補正を行って解析を行っています。

　平均で12.5年にわたる追跡調査の結果、死亡のリスクは「生きがい」のないグループに比べて、「生きがい」のあるグループで、男性で15％統計的にも有意に低く、女性で7％低い傾向にありました。

男性は

「生きがい」あると長生きに

「生きがい」のある人の死亡リスクの低下度

（※統計的な有意差なし）

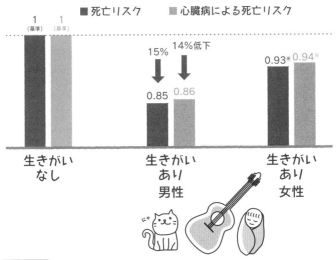

■ 死亡リスク　　■ 心臓病による死亡リスク

1（基準）　1（基準）

生きがいなし

15%　14%低下
0.85　0.86
生きがいあり男性

0.93※　0.94※
生きがいあり女性

コメント

　「生きがい」がある人では、そもそも健康的な生活をしている可能性や、健康面で不安がある人は「生きがい」そのものを感じられないのかもしれません。したがって「生きがい」そのものに延命効果があるのか、この研究結果のみで判断することは難しいでしょう。とはいえ、「生きがい」のない日常生活を過ごすというのは少なからず苦痛を伴う側面があります。日常生活において、延命効果以上に「生きがい」が大切な場面も多いように思います。

📖🔍文献情報

1）Tanno K, et al : Associations of ikigai as a positive psychological factor with all-cause mortality and cause-specific mortality among middle-aged and elderly Japanese people: findings from the Japan Collaborative Cohort Study. J Psychosom Res. 2009 Jul;67(1):67-75. PMID: 19539820

066

趣味や生きがいを持つことで
長生きできる？

いくつかの研究において、生きがいや人生における目的を有している人では、死亡リスクが低いと報告されています[1)2)3)4)]。そんな中、趣味や生きがいのような人生の目的を持つことと死亡リスクや日常生活動作の低下リスクとの関連性を検討した研究論文[5)]が日本疫学会誌2016年7月号に掲載されています。

この研究は**奈良県に在住している65歳以上の高齢者**を対象に、趣味や生きがいが、死亡のリスク（解析対象1,853人）、食事や移動、排泄、入浴など生活を営む上で不可欠な基本的行動である日常生活動作の低下リスク（解析対象1,254人）、買い物、洗濯や金銭の管理など日常生活動作よりも複雑で高次な行動・行為である手段的日常生活動作の低下リスク（解析対象1,162人）に、どのような影響を与えるのか検討したものです。なお、結果に影響を与えうる年齢、性別、収入、体格指数（BMI）、喫煙状況、うつ状態など因子について、統計的に補正を行い解析しています。

解析の結果、趣味、生きがいを両方持っている人に比べて、いずれも持っていない人では死亡のリスクが2.08倍、日常生活動作の低下リスクが2.74倍、手段的日常生活動作の低下リスクが1.89倍、統計的にも有意に高いことが示されました。

趣味や生きがいをもたない
人生は死亡のリスクが高まる

趣味や生きがいの有無と健康状態への影響

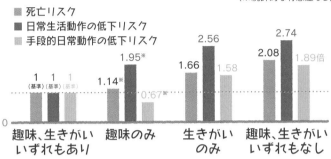

（※統計的な有意差なし）

- ■ 死亡リスク
- ■ 日常生活動作の低下リスク
- ■ 手段的日常動作の低下リスク

趣味、生きがい いずれもあり
1（基準） 1（基準） 1（基準）

趣味のみ
1.14※ 1.95※ 0.67※

生きがいのみ
1.66 2.56 1.58

趣味、生きがい いずれもなし
2.08 2.74 1.89倍

コメント

趣味や生きがいを持つことは、死亡リスクの低下のみならず、健康寿命まで延ばす可能性が示されています。趣味や生きがいを持っている人は、そもそも健康的なのかもしれませんが、他の研究においても、ほぼ同様の結果が示されており、直接的にではないにしろ、健康状態の維持や改善に良い影響を及ぼしている可能性があります。

📖 文献情報

1) Konlaan BB, et al : Visiting the cinema, concerts, museums or art exhibitions as determinant of survival: a Swedish fourteen-year cohort follow-up. Scand J Public Health. 2000 Sep;28(3):174-8. PMID: 11045748
2) Hyyppä MT, et al : Leisure participation predicts survival: a population-based study in Finland. Health Promot Int. 2006 Mar;21(1):5-12. PMID: 16338981
3) Sone T, et al : Sense of life worth living (ikigai) and mortality in Japan: Ohsaki Study. Psychosom Med. 2008 Jul;70(6):709-15. PMID: 18596247
4) Koizumi M, et al : Effect of having a sense of purpose in life on the risk of death from cardiovascular diseases. J Epidemiol. 2008;18(5):191-6. PMID: 18753736
5) Tomioka K, et al : Relationship of Having Hobbies and a Purpose in Life With Mortality, Activities of Daily Living, and Instrumental Activities of Daily Living Among Community-Dwelling Elderly Adults. J Epidemiol. 2016 Jul 5;26(7):361-70. PMID: 26947954

067

笑いが健康長寿をもたらす？

「笑う門には福来たる」という言葉がありますけど、人とのコミュニケーションの中で生まれる「笑い」は、私たちの日常生活に幸福感をもたらしてくれる。また、笑いは健康面にも良い影響を与えることが示唆されています。実際、笑いを誘うようなユーモア（人を笑わせるためのお笑い芸）を用いたケアを行うと、不安症状の緩和や睡眠の質を改善させる効果が期待できます[1]。また、笑う頻度が多い人では心臓病や脳卒中が少ないという報告[2]もあります。そんな中、笑いの頻度と健康への影響に関して、日本人を対象とした研究論文[3]が日本疫学会誌電子版に2019年4月6日付で掲載されました。

この研究では、**山形県に在住している40歳以上の17,152人**が対象となりました。被験者は、笑いの頻度によって「週に1回以上」「月に1回以上、週に1回未満」「月に1回未満」の3つの集団に分けられ、死亡率と心臓病の発生率が比較されています。なお、結果に影響を与えうる年齢、性別、高血圧の有無、喫煙・飲酒状況などの因子について、統計的に補正をして解析をしています。

中央値で5.4年にわたる追跡調査の結果、笑いの頻度が低い人たちで、死亡リスクや心臓病の発症リスクの増加が示されました。具体的には、週に1回以上笑う人に比べて、月に1回未満しか笑わない人では死亡リスクが約2倍、統計的にも有意に高く、心臓病の発症リスクが1.4倍多い傾向にあるという結果です。

笑う頻度と健康状態

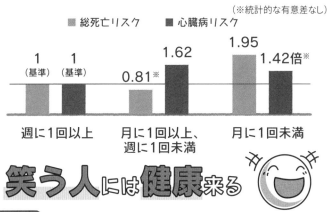

（※統計的な有意差なし）

■ 総死亡リスク　　■ 心臓病リスク

1（基準）　1（基準）　0.81※　1.62　1.95　1.42倍※

週に1回以上　月に1回以上、週に1回未満　月に1回未満

笑う人には健康来る

コメント

　日常生活の中で笑いが多い人は、心身ともに健康状態が良好だと考えられます。従って、"笑う"という行動そのものが死亡や心臓病のリスク低下をもたらしていると結論することは難しいでしょう。とはいえ、笑いの絶えない生活は、日常生活に豊かさをもたらしてくれるはずです。笑いにあふれたストレスの無い生活をおくることは、健康状態を良好に保つうえで重要なように思います。

📖 文献情報

1) Zhao J, et al : A meta-analysis of randomized controlled trials of laughter and humour interventions on depression, anxiety and sleep quality in adults. J Adv Nurs. 2019 Mar 18. [Epub ahead of print] PMID: 30882915
2) Hayashi K, et al : Laughter is the Best Medicine? A Cross-Sectional Study of Cardiovascular Disease Among Older Japanese Adults. J Epidemiol. 2016 Oct 5;26(10):546-552. PMID: 26972732
3) Sakurada K, et al : Associations of frequency of laughter with risk of all-cause mortality and cardiovascular disease incidence in a general population: findings from the Yamagata study. J Epidemiol. 2019 Apr 6. [Epub ahead of print] PMID: 30956258

068

楽観主義な人では
体の痛みを発症しにくい？

　物事をあまり悪い方向に捉えず、前向きに考えていく楽観主義な人は、精神的及び身体的健康にポジティブな影響を及ぼす可能性があります。ところで、過酷な戦場で激務をこなす兵士たちは、過度の疲労により精神的にも身体的にもバランスを崩すことが少なくありません。退役軍人の多くは腰や関節などに痛みを訴えるそうです。そんな中、米国の陸軍兵士を対象に、楽観性の高さと体の痛みへの影響を検討した研究論文[1]が、2019年2月8日付で米国医師会誌のオープンアクセスジャーナルに掲載されました。

　この研究では、**アフガニスタン、もしくはイラクに派遣された米軍兵士20,734人**を対象に、兵士の楽観性と派兵後に新たに発生した体の痛み（腰痛・関節痛・頻発する頭痛）との関連性が検討されています。楽観性は1〜5点で評価され、低度(1〜2.75点)、中等度(3.00〜3.75点)、高度(4.00〜5.00点)の3つのグループに分けられました。なお、結果に影響を与えうる年齢、性別、派遣場所などの因子について統計的に補正を行って解析しています。

　その結果、楽観性の点数が1点増加すると、派兵後に新たに発生した体の痛みが11％、統計的にも有意に低下することが示されました。また、楽観性が低度だった人では、高度だった人に比べて、体の痛みの新たな発生が35％、統計的にも有意に高いという結果でした。

新たな痛みの発生リスク

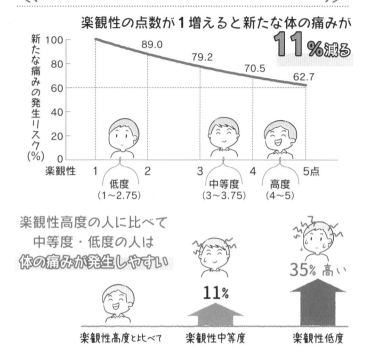

楽観性の点数が**1**増えると新たな体の痛みが

11%減る

新たな痛みの発生リスク(%)

100　89.0　79.2　70.5　62.7

楽観性　1　2　3　4　5点

低度(1〜2.75)　中等度(3〜3.75)　高度(4〜5)

楽観性高度の人に比べて
中等度・低度の人は
体の痛みが発生しやすい

楽観性高度と比べて　楽観性中等度　楽観性低度

11%　35% 高い

コメント

　痛みの発生要因は多岐にわたるため、楽観性そのものが痛みのリスクを低下させているかどうかについてはさらなる研究が必要でしょう。とはいえ、もし仮に楽観的な考え方が痛みのリスクを低下させるのであれば、慢性的な痛みに悩まされている人に対する治療への応用が期待されます。

📖🔍 文献情報

1) Hassett AL, et al : Association Between Predeployment Optimism and Onset of Postdeployment Pain in US Army Soldiers. JAMA Netw Open. 2019 Feb 1;2(2):e188076. PMID: 30735237

069

目的意識が高いと長生きする？

　一般的に、人生の目標をしっかり持つことは、人が生活をしていくうえで大切な価値観の1つだと思われています。「何のために生きているのだろう……」、そう感じることは、程度の差はあれ、誰しもが経験することでしょう。生きる目標、生きる目的を明確に持って日々努力している人は、自分が何のために生きているのか、その答えをしっかり持っているようにも思えます。そんな中、目的意識を持って生きることと、死亡リスクの関連を検討した研究論文[1]が米国心身医学会誌の2016年2/3月号に掲載されました。

　この研究は、2015年6月までに報告された研究論文のデータを統合解析（メタ分析）したものです。**米国および日本で実施された、人生における目的意識と死亡リスクの関連性を検討した研究10件、136,265人**が解析の対象となりました。

　その結果、死亡リスクは、目的意識の低い人に比べて、目的意識の高い人で17％、統計的にも有意に低いという結果でした。心臓病による死亡も同様に、目的意識の高い人で17％低いことが示されています。また、日本人のデータのみを解析しても、死亡リスクは19％低下しました。さらに65歳を超える高齢者での解析では37％の死亡リスク低下が示されています。

高齢者では 目的意識 を持つことが長寿に

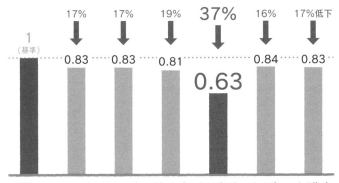

死亡リスク（目的がない人のリスクを
1とした場合の相対比）

| 17% | 17% | 19% | **37%** | 16% | 17%低下 |

1
（基準）

0.83 ···· 0.83 ···· 0.81 ·········· 0.84 ···· 0.83

0.63

目的が　総死亡　総死亡　総死亡　65歳を　65歳　心臓病
ない人　　　　（米国）（日本）超える　以下の　による
　　　　　　　　　　　　　　　　集団　　集団　　死亡

 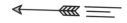

コメント

　目的意識が高い人は低い人に比べてそもそも健康的である可能性があり、本研究結果は必ずしも因果関係を決定付けるものではありません。とはいえ、日々の生活を充実したものにするためにも、目的をもって生きるということは、決して悪いことではありませんよね。それが人生の幸福につながるかどうかは別問題かもしれませんが、目標を設定することで生きがいを感じることは出来るかもしれません。

文献情報

1) Cohen R, et al : Purpose in Life and Its Relationship to All-Cause Mortality and Cardiovascular Events: A Meta-Analysis. Psychosom Med. 2016 Feb-Mar;78(2):122-33. PMID: 26630073

070

定年後も働いた方が
長生きできる？

　仕事をする中で、時にストレスを抱え込んでしまうことも少なくないと思います。定年後はもう仕事はしたくない、そう思う方もおられるでしょう。他方で、仕事をすることは、社会的なつながりを維持するきっかけになりますし、生きがいを感じさせてくれることもあるでしょう。そういう観点からすれば、仕事の継続は健康に良い影響をもたらす可能性もあります。特に高齢者では、社会的なつながりは、健康維持にとって重要な因子である可能性が示唆されています[1][2]。そんな中、世界保健機関（WHO）が発行している学術誌の2018年12月号に、定年後の就業状況と、健康への影響を検討した研究論文[3]が掲載されました。

　この研究では、**60歳以上の日本人高齢男性1,288人**が対象となり、定年後の就業状況と、死亡、認知機能、脳卒中、糖尿病の4つの健康状態が検討されました。なお、仕事を継続できる人は、仕事を継続できない人に比べて、そもそも健康である可能性が高いため、この研究では、被験者の社会的状況や、健康状態に関するデータを用いて、統計的に補正を行い解析しています。

　最大で15年にわたり追跡調査した結果、定年後に仕事をしていない人と比べて、仕事をしていた人では、余命が1.91年、認知機能低下に至るまでの期間が2.22年、糖尿病の発症までの期間が6.05年、脳卒中発症までの期間が3.35年、いずれも統計的に意味のある水準で長いことが示されました。

疾病発症に至るまでの期間延長[＊]

（＊定年後に仕事をしていない人と比べた場合の、疾病発症までの延長期間）

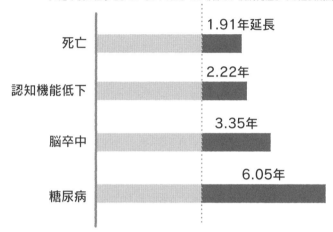

死亡	1.91年延長
認知機能低下	2.22年
脳卒中	3.35年
糖尿病	6.05年

健康のためにも長く働こう！

コメント

　もちろん、この研究結果のみで、雇用状態と健康状態の因果関係を決定づけることは難しいですけれど、定年後も社会的なつながりを維持し、生きがいをもつということが健康の維持・増進にとって、重要な要素であると言えるかもしれません。

📖 文献情報

1）Holt-Lunstad J, et al : Social relationships and mortality risk: a meta-analytic review. PLoS Med. 2010 Jul 27;7(7):e1000316. PMID: 20668659
2）Uphoff EP, et al : A systematic review of the relationships between social capital and socioeconomic inequalities in health: a contribution to understanding the psychosocial pathway of health inequalities. Int J Equity Health. 2013 Jul 19;12:54. PMID: 23870068
3）Okamoto S, et al : Employment and health after retirement in Japanese men.Bull World Health Organ. 2018 Dec 1;96(12):826-833. PMID: 30505030

071

残業した日は早めに寝た方が
健康に良い？

　残業の多い日が続くと、ストレスから過食に走ったり、睡眠時間が不足したりと、生活習慣が乱れがちになりますよね。こうした状況が日常的になってしまうと、生活習慣病や心臓病など、健康への影響も心配されます。そんななか、日本人労働者を対象に残業時間と糖尿病発症リスクの関連を検討した研究論文[1]が、日本疫学会誌電子版に2016年2月3日付で掲載されました。

　この研究では、糖尿病を有していない**30〜64歳の日本人労働者（男性28,489人、女性4,561人）**が対象となりました。残業時間の長さと糖尿病発症リスクの関連性の他、月あたりの残業時間が45時間未満、または45時間以上と、1日あたりの睡眠時間が5時間未満、または5時間以上の4つの集団に分け、糖尿病の発症リスクを比較検討しています。なお、結果に影響を与えうる年齢、性別、喫煙状況などの因子について、統計的に補正して解析を行っています。

　平均4.5年にわたる追跡調査の結果、残業時間の長さと糖尿病の発症リスクには、明確な関連性を認めませんでした。しかし、月の残業時間が45時間未満、かつ5時間以上の睡眠をとっていた集団と比較して、月の残業が45時間を超え、睡眠時間が5時間未満の集団では、糖尿病の発症リスクが42％増加しました。他方、残業時間が45時間を超えていても5時間以上の睡眠をとっていた集団ではリスク増加は見られませんでした。

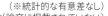

残業時間及び睡眠時間と糖尿病リスク

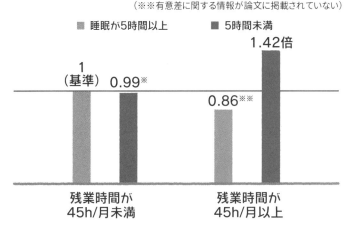

（※統計的な有意差なし）
（※※有意差に関する情報が論文に掲載されていない）

■ 睡眠が5時間以上　　■ 5時間未満

1
（基準）　0.99※

0.86※※

1.42倍

残業時間が
45h/月未満

残業時間が
45h/月以上

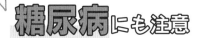

ブラック企業は

糖尿病にも注意

コメント

　残業時間が長く睡眠時間が短い人は、他の生活習慣も偏っている可能があり、この研究結果が必ずしも因果関係を示しているわけではありません。とはいえ、体調管理の観点からも、残業で帰宅時間が遅くなってしまった日は、できるだけ早めに寝るよう心掛け、睡眠時間を十分に確保できることが大切なように思います。

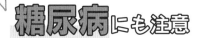文献情報

1）Kuwahara K, et al : Sleep Duration Modifies the Association of Overtime Work With Risk of Developing Type 2 Diabetes: Japan Epidemiology Collaboration on Occupational Health Study. J Epidemiol. 2018 Jul 5;28(7):336-340. PMID: 29398682

072

有給休暇の取得は精神的な
健康状態を改善しますか？

　過去の研究報告[1]によれば、短期間でも休暇を取得することで幸福度やストレスの改善が示されており、有給休暇は健康状態に良い影響を与える可能性があります。そんな中、労働環境と健康に関する国際誌の電子版に、有給休暇の取得とうつ病リスクの関連を検討した研究論文[2]が、2018年11月7日付で掲載されました。

　この研究は、**米国における45～52歳の労働者3,380人**を対象としたもので、40歳時の有給休暇日数と、50歳時のうつ病との関連性を検討しています。なお、結果に影響を与えうる年齢や、配偶者有無などの人口統計的要因、収入や教育などの社会経済的要因、さらに身体的健康状態などの因子について、統計的に補正して解析を行っています。

　その結果、有給休暇が1年間に10日追加されるたびに、女性におけるうつ病のリスクが29％、統計的にも意味のある水準で低下しました。特に、2人以上の子どもがいる女性では、有給休暇が10日追加されると、うつ病のリスクが38％低下するという結果でした。他方で、男性においては有給休暇の取得とうつ病のリスクに明確な関連性を認めませんでした。この関連性が真の因果関係であると仮定すると、全年齢の女性に対して同じ効果が期待できるのであれば、平均有給休暇が10日追加された場合、年間568,442件のうつ病が回避され、年間29億4,000万ドルのコスト削減につながると結論されています。

有給休暇が1年間に
10日追加されるごとのうつ病リスク

（※統計的な有意差なし）

性別でみると…

男性 7%増加傾向※

女性 29%低下

女性労働者における子どもの人数でみると…

2人未満 3%低下傾向※

2人以上 38%低下

女性では休暇増の恩恵あり

コメント

　忙しさや人手不足など、様々な理由で有給休暇を取得しにくい状況は多いかもしれませんが、有給休暇を積極的に取得するよう促す政策や会社の方針は、特にお子さんのいる女性労働者に対して、精神面における健康状態に、良い影響を与える可能性があります。

📖 文献情報

1）Blank C, et al : Short Vacation Improves Stress-Level and Well-Being in German-Speaking Middle-Managers-A Randomized Controlled Trial. Int J Environ Res Public Health. 2018 Jan 13;15(1). PMID: 29342844
2）Kim D, Does paid vacation leave protect against depression among working Americans? A national longitudinal fixed effects analysis. Scand J Work Environ Health. 2019 Jan 1;45(1):22-32. PMID: 30403822

073

仕事のストレスで
うつ病発症リスクは増加する？

　うつ病の発症原因に職場のストレスが挙げられることも多いでしょう。体調に大きな変化はなくとも、職場で感じるストレスはあまり良いものではありませんよね。職業性ストレスが精神状態に与える影響を検討するために、様々な方法論が提唱されています。その中でも、多くの研究に採用されている手法は「仕事の要求度・コントロールモデル」と呼ばれるものです。

　仕事の要求度とは、量的負担、役割ストレスなど、作業に関わるストレスのことです。また、仕事のコントロールとは裁量権や自由度のことと考えて良いでしょう。仕事の要求度が高いにもかかわらず十分な裁量権や自由度が与えられていない状態を「高ストレイン」と呼び、こうした状況では、心身のストレス反応リスクが高いと言われています。ただ、こうした状況が、うつ病の発症と関連するかどうか、明確なことは分かっていませんでした。そんななか、高ストレインとうつ病発症リスクの関連を検討した論文[1]が、精神医学・心理学の国際誌2017年6月号に掲載されました。

　この研究は、2015年10月までに報告された研究データを統合解析（メタ分析）したものです。**デンマーク、フランス、オランダ、カナダ、英国で実施された6研究、27,461人**が解析対象となりました。

　その結果、高ストレイン状態では、うつ病の発症が1.77倍多いという結果が示されました。年齢別の解析では、特に35歳以下の人で関連性が強く、うつ病の発症が1.6倍多いという結果でした。

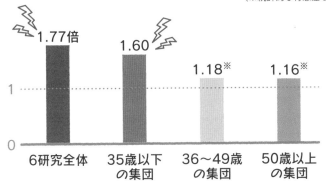

低ストレイン状態と比較した 高ストレイン状態の人のうつ病発症リスク

（※統計的な有意差なし）

- **1.77倍** 6研究全体
- **1.60** 35歳以下の集団
- **1.18※** 36〜49歳の集団
- **1.16※** 50歳以上の集団

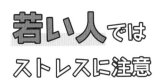

若い人では ストレスに注意

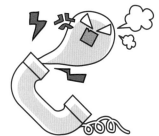

コメント

　ストレスの感じ方は人それぞれですが、こうした影響が精神状態に与える影響は軽視できないものがあります。ストレスを一人で耐えるのではなく、無理を無理であるとしっかり判断できること、まずはそうしたことが大切かもしれません。

📖🔍 文献情報

1）Madsen IEH, et al : Job strain as a risk factor for clinical depression: systematic review and meta-analysis with additional individual participant data. Psychol Med. 2017 Jun;47(8):1342-1356. PMID: 28122650

074

精神的につらい状況は健康に悪い？

　落ち込みや不安など、精神的な苦痛は身体の健康面にも悪影響を及ぼすといわれており、例えば心臓病や脳卒中の発症リスク増加が示唆されています[1]。また精神的な苦痛は、免疫系にも影響を及ぼし、疾病に対する抵抗力を弱めるのではないかという指摘があります[2]。免疫機能が低下すると、風邪などの感染症を発症しやすくなったり、理論上はがんの発症リスクが高まることでしょう。そんななか、英国医師会誌の電子版に2017年1月25日付で、精神的な苦痛と、がんによる死亡リスクを検討した研究論文[3]が掲載されました。

　この研究は、**英国**で行われた16件の前向き観察研究から、**163,363人**分の個人データを解析し、精神的苦痛を点数化した指標（0～12点で評価、点数が高いほど精神的苦痛が大きい）と、がんによる死亡との関連を調査したものです。なお、結果に影響を与えうる年齢、性別、喫煙などの因子について、統計的に補正を行って解析しています。

　研究の結果、精神的苦痛の小さい人たち（0～6点）に比べて、精神的苦痛の大きい人（7～12点）では、あらゆるがんによる死亡が1.26倍、統計的にも有意に多いという結果でした。がんの種類別の解析では、大腸がんによる死亡が1.84倍、前立腺がんによる死亡が2.42倍、すい臓がんによる死亡が2.76倍、食道がんによる死亡が2.59倍、血液のがんである白血病による死亡が3.86倍、統計的にも有意に高くなっています。

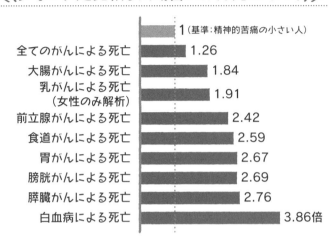

精神的苦痛の大きい人の精神的苦痛の少ない人と比較した場合のがん死亡リスク

1 (基準：精神的苦痛の小さい人)

- 全てのがんによる死亡　1.26
- 大腸がんによる死亡　1.84
- 乳がんによる死亡（女性のみ解析）　1.91
- 前立腺がんによる死亡　2.42
- 食道がんによる死亡　2.59
- 胃がんによる死亡　2.67
- 膀胱がんによる死亡　2.69
- 膵臓がんによる死亡　2.76
- 白血病による死亡　3.86倍

精神的苦痛の大きい人では

がん死亡が増えていた

コメント

　この結果はあくまで観察的な研究データに基づいているので、精神的な苦痛とがん死亡の直接的な因果関係を決定づけるものではありませんが、健康面に及ぼす精神的苦痛の影響は軽視できないように思います。

📖 文献情報

1) Steptoe A, et al : Stress and cardiovascular disease. Nat Rev Cardiol. 2012 Apr 3;9(6):360-70 PMID: 22473079
2) Kiecolt-Glaser JK, et al : Psycho-oncology and cancer: psychoneuroimmunology and cancer. Ann Oncol. 2002;13 Suppl 4:165-9. PMID: 12401684
3) Batty GD, et al : Psychological distress in relation to site specific cancer mortality: pooling of unpublished data from 16 prospective cohort studies. BMJ. 2017 Jan 25;356:j108PMID: 28122812

075

不幸を感じていると
早死にする？

　不健康な状態は、一般的に幸福な状態とは言えないでしょう。日常生活に支障をきたすような病気を抱えて生きていくことは、身体的・精神的にも負担が大きいはずです。しかしながら、幸福か、幸福ではないのかという問題は、一律に線引きができない問題でもあります。何が幸福ではない状況なのか、客観的に評価することは困難だからです。不健康が幸福ではないかもしれないという事は想像しやすいかもしれませんが、では幸福ではない状況が不健康だと言えるのでしょうか。そんな中、世界的に有名な医学誌ランセットの電子版に2015年12月9日付で、幸福と死亡リスクの関連を検討した研究論文[1]が掲載されました。

　この研究では**英国人女性、719,671人（年齢中央値59歳）**が対象となりました。被験者は、研究開始時に実施された自己報告に基づく調査によって、「ほとんどの時間で幸福を感じる」人（282,619人）、「たいてい幸福を感じる」人（315,874人）、「幸福ではない」人（121,178人）の3つのグループに分けられ、死亡のリスクが比較されました。なお、結果に影響を与えうる年齢、運動量、体格指数（BMI）、睡眠時間、喫煙・飲酒状況などの因子について、統計的に補正を行って解析しています。

　平均で9.6年にわたる追跡調査の結果、幸福でない人たちは、幸福を感じている人と比べても、総死亡、心臓病による死亡、癌による死亡のリスクに明確な差を認めませんでした。

幸福感と死亡リスクの関係

（※統計的な有意差なし）

	ほとんどの 時間で 幸福を感じる	たいてい 幸福を 感じる	幸福では ない
解析症例	282,619人	315,874人	121,178人
総死亡 リスク	1.00 （基準）	0.99※	0.98※

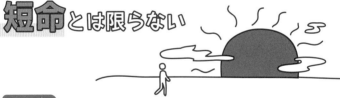

幸福でない人が **短命**とは限らない

コメント

　この研究では、幸福でない状況が必ずしも死亡のリスクを増加させるわけではないことが示されています。とはいえ、死亡リスクが増加する、しないに関わらず、やはり幸福と感じることができる日々を過ごしたいものですね。

📖🔍文献情報

1) Liu B, et al : Does happiness itself directly affect mortality? The prospective UK Million Women Study. Lancet. 2016 Feb 27;387(10021):874-81. PMID: 26684609

076

つらい経験は
脳の老化を加速させる？

　対人関係や家族との死別、金銭的なトラブルなど、人生における辛い経験は、健康状態に何らかの影響を与えるように思います。寝つきが悪くなったり、食欲が低下したりと、単なるストレスでは済まされないことも多いはずです。そんななか、人生におけるつらい経験と脳年齢の関連を検討した研究論文[1]が、老化と神経細胞学の専門誌の電子版に、2018年3月8日付で掲載されました。

　この研究では、**米国人男性359人（平均62歳）**が対象となり、離婚や配偶者の死亡、子供の死亡、親友の死亡、収入の大幅な減額、突然の解雇、深刻な病気の発症など、人生が大きく変化したような辛い経験と、認知機能や社会・経済的状況などが調査されています。
　被験者はまた、MRI検査（脳の状態を知るための検査）を受け、得られた脳の画像は特殊な解析ソフトにより分析されました。脳年齢はコンピューターソフトによって計算され、つらい経験との関連性が検討されています。なお、この研究では、脳の老化に影響を与えうるアルコールの摂取状況や、心臓病のリスク、社会・経済的状況、人種などを考慮し、統計的に補正を行って解析しています。

　解析の結果、過去のつらい経験が増えるに従って、脳年齢が高くなることが示されました。1つのつらい経験は、経験がない場合と比較して、平均で0.37年（約4.5ヵ月）、脳年齢が早まると見積もられています。

つらい経験の
数と予測される脳年齢の差

（図は論文のFigure 2.をもとに作成）

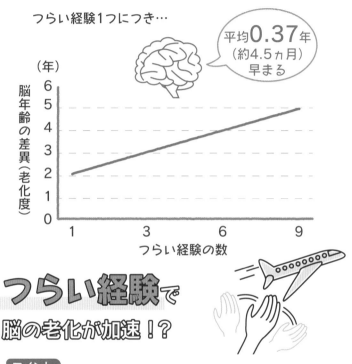

つらい経験1つにつき…

平均**0.37**年（約4.5ヵ月）早まる

（年）

脳年齢の差異（老化度）

6 5 4 3 2 1 0

1　　3　　6　　9

つらい経験の数

つらい経験で
脳の老化が加速！？

コメント

　もちろんこの研究結果は因果関係を決定づけるものではありません。つらい経験そのものが、脳の老化を促進しているというより、つらい経験がもたらす生活環境の変化が、脳の老化に関与しているのかもしれませんね。

文献情報

1) Hatton SN, et al : Negative fateful life events in midlife and advanced predicted brain aging. Neurobiol Aging. 2018 Jul;67:1-9. PMID: 29609076

077

騒音は精神面に
悪い影響を与える？

　騒音は多くの人にとって不快ですし、ストレスの原因となることでしょう。ただ、騒音が精神的な健康状態に、どれほど影響しうるのか、これまであまり研究されていなかったようです。そんな中、騒音と不安や抑うつ症状の関連を検討した研究論文[1]が、2016年5月、医科学分野で有名なプロス・ワンという学術誌に掲載されました。

　この研究では、**ドイツに在住している35〜74歳の14,635人**（平均54.9歳、女性49.4％）が対象となりました。被験者は、日中及び就寝中の「道路交通騒音」、「航空機騒音」、「鉄道騒音」、「産業/建設騒音」、「近隣屋内騒音」「近隣屋外騒音」の6つの騒音について、「騒音なし」、「わずかな騒音」、「中等度の騒音」、「強い騒音」、「非常に強い騒音」の5段階で評価しています。なお不安症状や抑うつ症状は症状スコアによる点数で評価されました。

　その結果、騒音レベルの上昇とともに不安症状やうつ症状のスコアが、統計的にも有意に悪化しました。また騒音なしと比べて、"非常に強い騒音あり"では、うつ病の有病者が1.97倍、極端な不安感を有する人が2.14倍、統計的にも有意に多いという結果でした。騒音の不快感の度合が最も大きかったのは、航空機騒音でした。

騒音が強いほど
精神症状を訴える人が多くなる

騒音レベルと不安や抑うつの有病者

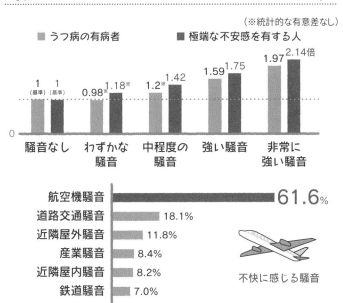

（※統計的な有意差なし）

■ うつ病の有病者　　■ 極端な不安感を有する人

	うつ病	不安
騒音なし	1（基準）	1（基準）
わずかな騒音	0.98※	1.18※
中程度の騒音	1.2※	1.42
強い騒音	1.59	1.75
非常に強い騒音	1.97	2.14倍

騒音の種類	割合
航空機騒音	61.6%
道路交通騒音	18.1%
近隣屋外騒音	11.8%
産業騒音	8.4%
近隣屋内騒音	8.2%
鉄道騒音	7.0%

不快に感じる騒音

コメント

　この研究はアンケート調査であり、騒音レベルが大きいと、うつや不安を有する人の割合が多い、ということを示しているにすぎません。つまり、騒音によって精神疾患が引き起こされるという因果関係を決定付けるものではないのです。とはいえ、騒音は近隣住民にとって、重大な環境問題であることに変わりなく、この調査結果を踏まえ、より詳細な研究を行っていく必要があるように思います。

📖 文献情報

1）Beutel ME, et al : Noise Annoyance Is Associated with Depression and Anxiety in the General Population- The Contribution of Aircraft Noise. PLoS One. 2016 May 19;11(5):e0155357. PMID: 27195894

不眠は交通事故の
リスクとなりますか？

　交通事故の危険因子は多岐にわたりますが、その中でも運転者の注意力低下は大きな原因といえます。飲酒運転をしてはいけないのも、運転に対する集中力低下が重大な事故を引き起こす可能性を高めるからです。

　睡眠不足でも集中力の低下を招くことがあります。例えば睡眠時無呼吸症候群という病気がありますが、こうした患者さんでは就寝中に呼吸が一時的に停止してしまい、十分な睡眠をとれないことがあります。継続的な睡眠不足が自動車運転中の眠気を引き起こし、交通事故にまで至ってしまった事例は少なくありません。そんななか、不眠症と交通事故リスクの関連を検討した研究論文[1]が、プロス・ワンという科学誌に2017年10月31日付で掲載されました。

　この研究は、**イタリア**で実施されたもので、**949人のトラック運転手（平均44.3歳）**を対象に、睡眠習慣や睡眠時間、過去3年間における交通事故の経験などをアンケート調査しています。なお、結果に影響を与えうる年齢、コーヒーの摂取量、喫煙などの因子について、統計的に補正を行って解析されています。

　その結果、不眠症ではない運転手に比べて、不眠症の運転手では**自動車事故のリスクが約1.8倍、ニアミス事故のリスクが3倍**以上増加することが示されました。

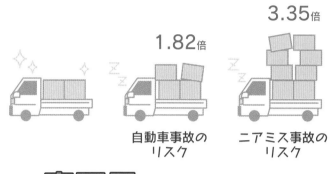

3.35倍

1.82倍

自動車事故の
リスク

ニアミス事故の
リスク

寝不足はドライバーの敵

コメント

　車を運転する人にとって、睡眠障害や不眠症に対する適切な治療を受けることは、交通安全の観点からも重要だと言えます。とはいえ、不眠症治療に用いられる睡眠薬でも交通事故リスクを増加させることが報告されています[2][3]。仕事などで自動車を毎日運転しなくてはいけない人は、そうした事情を必ず医師に伝え、適切な不眠治療を受けることが望ましいと思われます。

文献情報

1）Garbarino S, et al : Insomnia is associated with road accidents. Further evidence from a study on truck drivers. PLoS One. 2017 Oct 31;12(10):e0187256. PMID: 29088276
2）Orriols L, et al : Road traffic crash risk associated with benzodiazepine and z-hypnotic use after implementation of a colour-graded pictogram: a responsibility study. Br J Clin Pharmacol. 2016 Dec;82(6):1625-1635. PMID: 27544927
3）Yang BR, et al : Prescription of Zolpidem and the Risk of Fatal Motor Vehicle Collisions: A Population-Based, Case-Crossover Study from South Korea. CNS Drugs. 2018 Jun;32(6):593-600. PMID: 29796977

079

猫を飼っている人は長生きする？

　動物が好きな人にとって、犬や猫と一緒に暮らすことは、日々の癒しにつながることも多いと思います。医療現場においても、アニマルセラピーと呼ばれるように、動物とのふれあいを通じることで、患者さんの生活の質向上が期待されます。そんな中、ペットの飼育状況と、死亡との関連を検討した論文[1]が、高血圧・心臓病に関する予防医学の専門誌に2016年5月12日付で掲載されました。

　この研究は、**50歳以上で大きな病気をしたことがない米国人3,964人**のデータを解析したものです。ペットを飼っている人と、飼っていない人を比較し、心臓病による死亡、脳卒中による死亡のリスクを検討しています。ペットの飼育状況は1988〜94年に調査され、身体状況について2006年まで追跡されています。

　その結果、解析対象者の34.6％がペットを飼っており、犬が22％と最多でした。統計的に有意な差はないものの、女性においては、ペットを飼っていると、心臓病による死亡が31％、脳卒中による死亡が46％少ない傾向にありました。この傾向は犬よりも猫で顕著でした。一方、男性での解析では明確な差は見られず、ほぼ同等という結果になっています。

猫を飼っている女性は長生きかも？

ペットの飼育と死亡の関係

（※統計的な有意差なし）

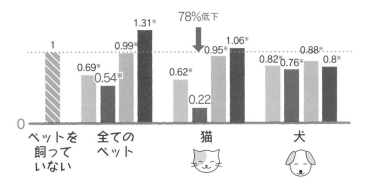

- ■ 心臓病による死亡（女性）
- ■ 心臓病による死亡（男性）
- ■ 脳卒中による死亡（女性）
- ■ 脳卒中による死亡（男性）

ペットを飼っていない：1
全てのペット：0.69※、0.54※、0.99※、1.31※
78%低下
猫：0.62※、0.22、0.95※、1.06※
犬：0.82※、0.76※、0.88※、0.8※

コメント

　犬を飼うと散歩などへ行くため、歩行時間が増え、身体活動的にも健康なイメージもありますが、この研究ではむしろ猫の方が健康に良い影響を与える可能性が示されている点が興味深いです。もちろんペットを飼うことのできる人は経済的にも余裕があり、動物の世話ができるくらいですから健康状態も良好なはずです。したがって、こうした人たちでは、そもそも心臓病や脳卒中のリスクが低いという指摘もできます。しかしながら、動物とのふれあいで人が癒されることがあるのは確かであり、健康に良い影響をもたらす可能性を否定するものではないでしょう。

📖 文献情報

1) Ogechi I, et al : Pet Ownership and the Risk of Dying from Cardiovascular Disease Among Adults Without Major Chronic Medical Conditions. High Blood Press Cardiovasc Prev. 2016 Sep;23(3):245-53. PMID: 27174431

080

犬を飼っている人は健康？

犬の飼育と健康状態に関する研究は複数報告されています。例えば、犬を飼っている人は、そうでない人に比べて身体活動量が多く、悪天候の日でもその運動量が維持されているという報告[1]があります。また、犬を飼っている人では糖尿病や高血圧などを有している人が少ないという研究[2]も報告されています。ペットによりもたらされる心理的な安心感が、精神面に良い影響を与えていることは多いでしょう。犬の場合では、散歩などによる身体活動量の増加を通じて人の健康増進に寄与している可能性もあります。そんななか、犬の飼育と死亡のリスクを検討した研究論文[3]が、サイエンティフィックレポートという科学誌に2017年11月17日付で掲載されました。

この研究では**スウェーデンに在住している40～80歳の約340万人（平均57歳）**が解析の対象となりました。犬を飼っている人と飼っていない人を比較して、死亡リスクや心臓病リスクなどが検討されています。なお、結果に影響しうる年齢、性別、婚姻状況、収入などの因子について、統計的に補正を行い解析をしています。

12年にわたる追跡調査の結果、犬を飼っていない人と比べて、犬を飼っている人の死亡リスクは単身者で33％、家族と同居している人で11％、統計的にも有意に減少しました。また心臓病による死亡についても、単身者で36％、家族と同居している人で15％、統計的にも有意なリスク減少が示されています。

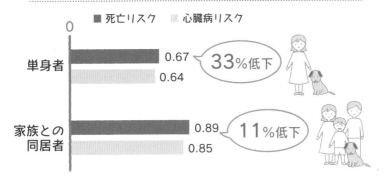

犬を飼っていない人と比較した
犬を飼っている人での死亡リスク

■ 死亡リスク 　■ 心臓病リスク

0

単身者　0.67　33%低下
0.64

家族との
同居者　0.89　11%低下
0.85

犬を飼っている人は死亡リスクが減少

コメント

　犬を飼う事ができる人は、それなりに経済力があり、衛生管理にも気を配れる人かもしれません。こうした人たちでは、そもそも健康状態が良好であるとも言えます。したがって、この研究結果から、犬を飼うことで死亡リスクが減少するというような因果関係を決定づけることは難しいかもしれません。とはいえ、単身者でよりリスクが低下していることから、飼い主にとっては、犬も家族同様、大切な存在であり、少なからず精神的・身体的健康に良い影響を与えている可能性が示唆されます。

📖 文献情報

1) Christian HE, et al : Dog ownership and physical activity: a review of the evidence. J Phys Act Health. 2013 Jul;10(5):750-9. PMID: 23006510
2) Lentino C, et al : Dog walking is associated with a favorable risk profile independent of moderate to high volume of physical activity. J Phys Act Health. 2012 Mar;9(3):414-20. PMID: 21934154
3) Mubanga M, et al : Dog ownership and the risk of cardiovascular disease and death - a nationwide cohort study. Sci Rep. 2017 Nov 17;7(1):15821. PMID: 29150678

081

映画館や美術館へ行く高齢者は
うつ病になりにくい？

　健康状態の改善には医療が重要だと思われることも多いですが、健康問題に医療そのものが寄与している割合は、私たちが想像しているよりも小さい可能性があります。米国のデータ[1]によれば、良質な医療が無償で提供されたとしても、早期死亡を減らすことができるのは10％にすぎず、医療がもたらす影響よりも、健康に関連した行動や社会的環境の方が大きいことが示されています。そんな中、高齢者の文化的な活動頻度とうつ病リスクの関連性を検討した研究論文[2]が、2018年12月18日付で英国の精神医学誌に掲載されました。

　この研究では、**うつ病を有していない英国在住の高齢者2,148人（平均年齢62.9歳）**が対象となっています。被験者の博物館や劇場、映画館、美術館など、文化的施設の利用頻度と、うつ病リスクの関連性が10年にわたり調査されました。なお、結果に影響を与えうる年齢、性別、社会経済的状況、学歴などの因子について統計的に補正を行って解析しています。

　解析の結果、うつ病の発症リスクは文化的施設への利用頻度が全くない人に比べて、数か月に1回利用する人で32％、月に1回以上利用している人で48％、統計的にも意味のある水準で低下しました。

うつ病の発症リスク

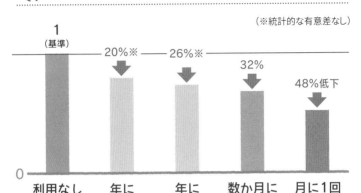

（※統計的な有意差なし）

- 1（基準）：利用なし
- 20%※：年に1回未満
- 26%※：年に1～2回
- 32%：数か月に1回
- 48%低下：月に1回

文化施設にかよってうつ病予防

コメント

　もちろん、文化的施設の利用によってうつ病のリスクが低下したのか、もともと精神的に健康な人が文化的施設を頻回に利用していたのか、この研究結果のみで判別することは難しいといえます。とはいえ、社会的環境や人の行動そのものが、健康状態に大きな影響を与えうるという報告は多数あります。文化的施設の利用は、良好な社会的環境の維持に寄与し、結果的に健康状態にも良い影響が期待できるかもしれません。

📖🔍 文献情報

1）Schroeder SA, et al : Shattuck Lecture. We can do better--improving the health of the American people. N Engl J Med. 2007 Sep 20;357(12):1221-8. PMID: 17881753
2）Fancourt D, et al : Cultural engagement and incident depression in older adults: evidence from the English Longitudinal Study of Ageing. Br J Psychiatry. 2018 Dec 18:1-5. PMID: 30560742

コラム **4**

因果関係を検証するには？

　因果関係を検証するためにはどうすればよいでしょうか。原因と考えられているものを有する集団と有さない集団を比較する際に問題となるのが、背景特性の差異です。例えば、サプリメントAを飲んでいる人と、サプリメントを飲んでいない人を集めてきて、2つの集団で心臓病の発症リスクを比較したとしましょう。しかし、Aを飲んでいる集団と、飲んでいない集団では、Aの服用の有無だけでなく、食習慣や運動習慣、医療機関の利用状況など、様々な背景因子が異なっている可能性があります。このような因子が交絡因子となり、Aと心臓病の発症リスクの関連性をゆがめてしまうことを交絡と呼ぶのでした。

　交絡による影響を排除するために、比較したい2つの集団の背景因子を均等にしたうえで、治療効果や予防効果を検討する研究手法をランダム化比較試験と呼びます。たとえば、1万人の被験者を集めてきて、その被験者をランダム（でたらめに）に5千人ずつ2つの集団に分ければ、年齢、性別、飲酒・喫煙習慣などの背景因子を均等に振り分けることができるでしょう。そのうえで、一方の群にはAを投与、他方の群には偽薬（プラセボ）を投与して追跡調査を行い、心臓病の発生率を比較すれば、Aと心臓病の発症リスクの因果関係を検証することができます。

　ランダム化比較試験は治療効果や予防効果を検討する上で優れ

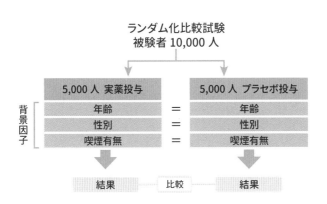

ランダム化比較試験
被験者 10,000 人

5,000 人 実薬投与		5,000 人 プラセボ投与
年齢	=	年齢
性別	=	性別
喫煙有無	=	喫煙有無

背景因子

結果 —— 比較 —— 結果

きちんと比較するには

た研究手法ですが、実験的に被験者に介入（Aを服用している人を
集めるのではなく集めた被験者にAを服用させる）するため、倫理
的に許容できないような介入方法を採用することはできません。
たとえば、喫煙と肺がんの発症リスクの関連を検討したい場合、
肺がんのリスクが高まるという前提で、被験者に喫煙させること
は倫理的に許容されないでしょう。この場合、喫煙習慣のある集
団と、喫煙習慣のない集団を、自然経過の中で観察していくより
他ありません。このような研究手法を観察研究と呼びますが、本
書で紹介している研究の多くはランダム化比較試験ではなく観察
研究です。そのため、示された研究結果には、少なからず交絡の
影響があることに留意する必要があります。

コラム **5**

効果の指標：相対危険、相対危険減少、絶対危険減少

　研究結果に示される効果の指標には様々なものがありますが、一般的には比較している2つの集団で発生した出来事（心臓病などの疾病など）の発生率を算出し、その比で表現します。

　心臓病に対するサプリメントAの効果を検討した研究があったとしましょう。この場合、Aの効果は、Aを服用していた集団と、Aを服用していない集団、それぞれの心臓病発生率の比を計算することで示せます。

　たとえば、心臓病の発生率が、Aを服用していた集団で5％、Aを服用していない集団で3％だったとしましょう。この場合、両群における心臓病発生率の比は、0.03（3％）÷0.05（5％）=0.6と計算できます。この0.6を相対危険（relative risk：2群間における出来事の発生率の比）と呼びます。

　相対危険が0.6ということは、Aを服用していない場合の心臓病発症率を1とすると、Aを服用することで心臓病の発生率が0.6になることを意味します。つまり、Aを服用することで1－0.6＝0.4（40％）心臓病の発症リスクが低下するということです。この0.4（40％）を相対危険減少（relative risk reduction：1－相対危険）と呼びます。

　効果を表現する際に、出来事の発生率の比ではなく、単純に差で示すこともできます。先ほどのサプリメントAと心臓病の例で

こんな試験結果があったとします・・・

サプリメント A	心臓病の発症	
	あり	なし
服　用（100 人）	3 人（0.03 [3%]）	97 人（0.97 [97%]）
非服用（100 人）	5 人（0.05 [5%]）	95 人（0.95 [95%]）

■ 相対危険 ＝ 0.03÷0.05 ＝ 0.6

■ 相対危険減少 ＝ 1−相対危険 ＝ 1−0.6 ＝ 0.4（40%）
　※サプリメント A を飲むグループは飲まないグループと比較して 40%相対危険を減少させた。

■ 絶対危険減少 ＝ 0.05−0.03 ＝ 0.02（2%）
　※サプリメント A を飲むと 100 人に 2 人が心臓病を起こさない利益が得られる。

40％減少させた。で、中身は？

は、両群の心臓病発生率の差は 0.05 − 0.03 ＝ 0.02 となります。

つまり、A を服用していると、そうでない場合に比べて 0.02（2%）

心臓病のリスクが低下するとも表現できるのです。この 0.02

（2%）を絶対危険減少（absolute risk reduction：2 群間におけ

る出来事の発生率の差）と呼びます。

　相対危険減少と絶対危険減少は、どちらも同じ効果の大きさを

表現しています。しかし、数値から受ける印象は全く異なるで

しょう。心臓病に対する A の効果は、相対危険減少で表現すれば

「40％リスクが低下する」ですが、絶対危険減少で表現すると

「2％リスクが低下する」となります。後者の方が、より効果が小

さいと感じるのではないでしょうか。実際、薬物治療効果に関す

るデータは、相対危険減少よりも、絶対危険減少で、過小評価さ

れることが報告されています（Naylor CD, et al：Ann Intern Med.

1992 Dec 1;117(11):916-21. PMID: 1443954）。

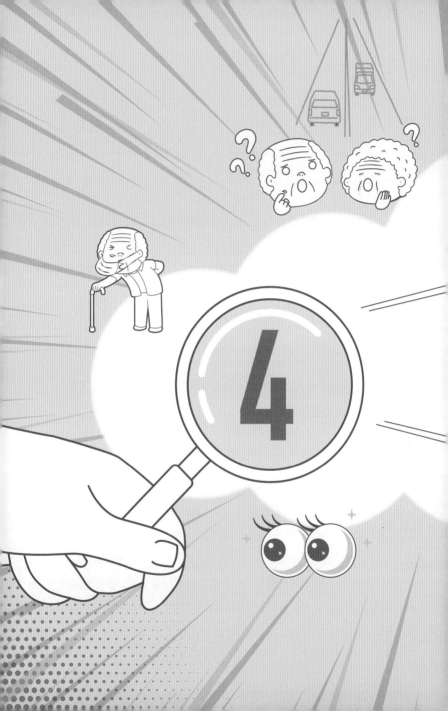

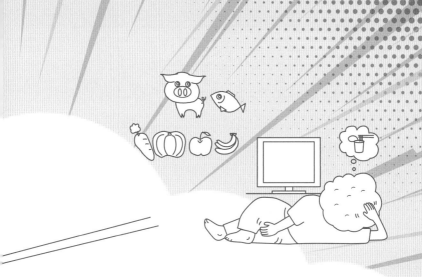

その他
〜まだまだ続くおもしろ論文！
（082〜100）

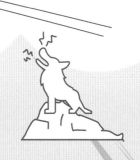

女性医師の診療を受けた
患者のほうが長生きする？

　男性医師と女性医師では、医療現場での行動に差異があることが報告されています。一般的に、男性医師に比べて、女性医師のほうが、医療現場における行動指針である診療ガイドラインを遵守[1)2)3)]し、また予防的なケアを積極的に行い[4)5)]、患者中心のコミュニケーションを行う傾向がある[6)]といわれています。

　もちろん、これらは海外の研究なので、日本人医師に妥当するか不明な部分もありますが、興味深い研究結果ではあります。そんななか、米国医師会誌の内科専門誌電子版に12月19日付で、男性医師による診療と、女性医師による診療を比較した研究論文[7)]が掲載されました。

　この研究では、**米国において2011年〜2014年の間に入院した65歳以上の高齢者、150万件以上のデータ**が解析対象になりました。男性医師による診療と、女性医師による診療で、入院から30日以内の死亡と、退院から30日以内の再入院が比較検討されています。なお、結果に影響を与えうる患者の性別、年齢、主病名、治療を行う医師の年齢、出身大学などの因子について、統計学に補正を行って解析しています。

　その結果、入院から30日以内の死亡は、男性医師に比べて、女性医師で0.43％少ないという結果でした。また退院から30日以内の再入院も、男性医師に比べて、女性医師で0.55％少ないという結果です。ごくわずかですが死亡、再入院ともに統計的にも有意に少ないことが示されています。

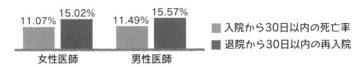

診療を担当した患者の 死亡率・再入院率

11.07% 15.02% 11.49% 15.57%

■ 入院から30日以内の死亡率
■ 退院から30日以内の再入院

女性医師　　　　男性医師

僅差で紅組の勝利！！

コメント

　米国での解析結果なので、日本の医療現場についても同様のことが言えるわけではありません。しかしながら、解析症例数は膨大であり、結果の精度は決して低くありません。示された差はごくわずかであり、それが現実的に意味のある差かどうかについては議論の余地がありますが、男性医師と女性医師の診療行動の違いが、患者さんの予後に影響を与えうることを示唆しています。

📖 **文献情報**

1) Baumhäkel M, et al : Influence of gender of physicians and patients on guideline-recommended treatment of chronic heart failure in a cross-sectional study. Eur J Heart Fail. 2009 Mar;11(3):299-303. PMID: 19158153

2) Berthold HK, et al : Physician gender is associated with the quality of type 2 diabetes care. J Intern Med. 2008 Oct;264(4):340-50. PMID: 18397244

3) Kim C, et al : Is physician gender associated with the quality of diabetes care? Diabetes Care. 2005 Jul;28(7):1594-8. PMID: 15983306

4) Andersen MR, et al : Physician gender and screening: do patient differences account for differences in mammography use? Women Health. 1997;26(1):29-39. PMID: 9311098

5) Frank E, et al : Prevention advice rates of women and men physicians. Arch Fam Med. 1996 Apr;5(4):215-9. PMID: 8769910

6) Roter DL, Physician gender effects in medical communication: a meta-analytic review. JAMA. 2002 Aug 14;288(6):756-64 PMID: 12169083

7) Tsugawa Y, et al : Comparison of Hospital Mortality and Readmission Rates for Medicare Patients Treated by Male vs Female Physicians. JAMA Intern Med. 2017 Feb 1;177(2):206-213. PMID: 27992617

083

花粉症の人は
長生きするって本当？

　体内に侵入してきた病原菌を排除する免疫の働きは、健康維持に欠かせない生体機能の1つです。免疫が不全状態に陥れば、容易に感染症にかかってしまい、時に命を落としてしまうこともあるでしょう。

　ところで花粉症は、花粉に対するアレルギーにより発症するものです。アレルギーとは簡単にいえば免疫の過剰反応ですから、花粉症を有する人は、免疫の働きが活発であると考えることができます。このことはまた、花粉症を有する人では、様々な病気に対する抵抗力が強いのではないか、ひいては花粉症でない人に比べて長生きすることができるのではないか、という仮説を提起します。そんな中、花粉症と死亡リスクの関連性を調査した研究論文[1]が、日本疫学会誌2019年2月号に掲載されました。

　この研究では、過去に心臓病や脳卒中、がんを発症したことがない**45〜80歳の日本人12,471例**が対象となっています。被験者はアンケート調査に基づき、スギ花粉症を有する人（2,444例）と、有していない人（10,027例）に分けられ、死亡のリスクが比較されました。なお、結果に影響を与えうる年齢、性別、喫煙状況、身体活動量などの因子について、統計的に補正を行って解析しています。

　約10年にわたる追跡調査の結果、スギ花粉症を有する人は、そうでない人に比べて21％、統計的にも意味のある水準で死亡のリスクが低下しました。特に呼吸器疾患による死亡リスクは62％も低下するという結果でした。

花粉症を有する人の死亡リスク低下度

（※統計的な有意差なし）

呼吸器疾患による死亡リスク

心臓病による死亡リスク　5％　低下傾向※

癌による死亡リスク　12％　低下傾向※

あらゆる死亡リスク　21％ 低下

62％ 低下

スギ花粉症の人はそうでない人に比べて

21% 死亡リスクが低下

コメント

　もちろん、この研究結果のみで因果関係を決定づけることは難しいように思いますが、今後の研究成果の積み重ねにより、花粉症を有する人のどんな特性が寿命に影響を与えているのか、その詳細が明らかになるかもしれません。

📖 文献情報

1) Mori K, et al : Cedar Pollinosis and Mortality: A Population-Based Prospective Cohort Study in Japan. J Epidemiol. 2019 Feb 5;29(2):61-64. PMID: 29937471

084

メタボ検診をうければ
健康になれる？

　健康寿命の延伸や医療費の削減を目指した公的な健診プログラムに特定健康診査があります。一般的にはメタボ検診などと呼ばれますが、この健診結果から、生活習慣病の発症リスクが高い人に対して行われる健康サポートのことを特定保健指導と呼びます。

　2008年4月より導入されたメタボ検診ですが、特定保健指導を受けた人の健康問題が本当に改善されたかどうかについてはデータが不足していました。そんななかプロス ワンという医学・科学誌にメタボ検診の効果に関する研究論文[1]が2018年1月9日付で掲載されました。

　この研究では、**特定保健指導の対象となった日本人で、実際に指導を受けた111,779人と、指導を受けなかった907,909人**が比較され、ウエスト周囲、BMI（体格指数）、メタボリックシンドロームに該当しなくなった人の割合などが検討されています。

　解析の結果、3年後にウエスト周囲やBMIが5％以上減少していた人、メタボリックシンドロームに該当しなくなった人の割合は、指導を受けた人で統計的にも有意に多いことが示されました。また、血圧やコレステロール値、中性脂肪値の改善効果も認めたと報告されています。

指導を受ければ

それなりの効果あり？

ウエスト周囲・BMIが減少した人の割合

ウエスト周囲

	指導を受けた人	指導を受けていない人
5% 以上減少した	21.4%	16.1%
10% 以上減少した	4.9%	3.7%

BMI

	指導を受けた人	指導を受けていない人
5% 以上減少した	17.6%	13.6%
10% 以上減少した	4.1%	3.4%

コメント

　この結果だけを見ますと、メタボ検診の効果がそれなりに示されているような気もしますが、もともと健康に関心が高い人たちだけが積極的に指導を受けていた可能性もあります。また示されたのはあくまでもBMIやウエスト周囲、血圧やコレステロール値などの改善であって、心臓病の発症リスクや延命効果ではありません。BMIが基準よりやや高めでも死亡リスクは増加しないという研究[2]も報告されており、メタボ検診の長期的な効果を論じるにはまだまだ根拠となるデータが不足している印象です。

📖 文献情報

1) Nakao YM, et al : Effectiveness of nationwide screening and lifestyle intervention for abdominal obesity and cardiometabolic risks in Japan: The metabolic syndrome and comprehensive lifestyle intervention study on nationwide database in Japan (MetS ACTION-J study).PLoS One. 2018 Jan 9;13(1):e0190862. PMID: 29315322

2) Sasazuki S, et al : Body mass index and mortality from all causes and major causes in Japanese: results of a pooled analysis of 7 large-scale cohort studies.J Epidemiol. 2011;21(6):417-30PMID: 21908941

085

アンチエイジングの秘訣は
レジャー活動！？

　生きがいを持つことは健康に良い影響を与えることが知られています[1]。健康的に歳をとるためには、適度なレジャー活動を通じて生きがいを感じることも大切かもしれません。レジャー活動にも様々なジャンルがありますが、どのようなレジャー活動が、どれくらい健康に良い影響を与えるのかについて、よく分かっていませんでした。そんな中、レジャー活動の種類と健康状態の関連を検討した研究論文[2]が日本疫学会誌に2019年11月5日付で掲載されました。

　この研究では**65歳以上の日本人8,661人（平均73.6歳）**が解析の対象となりました。被験者に対して14種類（スポーツ、ガーデニング、音楽活動、創作活動、読書や書道などの文化活動、ゲーム、観光、芸術鑑賞、テレビ鑑賞、料理、ペットの世話、情報通信技術の使用、投資、ギャンブル）のレジャー活動ついて調査を行い、自己評価による健康状態との関連が検討されました。なお、研究結果に影響を与えうる年齢、婚姻状況、飲酒・喫煙状況などの因子について、統計的に補正をして解析しています。

　その結果、健康状態が良いと回答した人は、積極的にスポーツをしていた男性で統計的にも有意に多いことが示されました（就労男性1.46倍、非就労男性1.33倍）。性別や就労状況によってばらつきがありましたが、音楽活動や料理なども良好な健康状態と関連していました。

健康状態が良いと回答した人の割合
（レジャー活動への参加のない人と比較した相対比）

（※統計的な有意差なし）

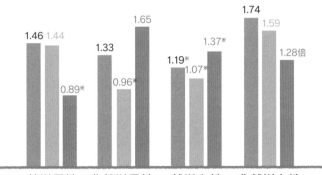

- ■ スポーツへの参加
- ■ 音楽活動への参加
- ■ 料理

就労男性 1.46　1.44　0.89※

非就労男性 1.33　0.96※　1.65

就労女性 1.19※　1.07※　1.37※

非就労女性 1.74　1.59　1.28倍

コメント

　もちろん、レジャー活動に参加できる人は、そもそも健康的な人なのかもしれません。しかし、適度なレジャー活動は生きがいを持つことにもつながるように思います。心身ともに若々しさを維持するためにも、楽しみながらレジャー活動に参加できると良いですね。

📖 文献情報

1) Sone T.et.al. Sense of life worth living (ikigai) and mortality in Japan: Ohsaki Study. Psychosom Med. 2008 Jul;70(6):709-15.PMID: 18596247
2) Tomioka K, et al : Cross-Sectional Association Between Types of Leisure Activities and Self-rated Health According to Gender and Work Status Among Older Japanese Adults. J Epidemiol. 2019 Nov 5;29(11):424-431. PMID: 30318494

086

がん治療における民間（代替）療法は効果がありますか？

　代替医療という言葉を聞いたことはありますか。一般的には、科学的根拠のある標準的な治療の代わりに用いられる民間療法のことを指し、特にがん治療で注目されることが多いと思います。がんの治療というと、効果があまり期待できないうえに副作用が強い、というイメージを持たれる方も少なくないでしょう。副作用で苦しむことなく、がんを治療したいと思う人にとっては、ハーブ療法や免疫療法、あるいはビタミン療法などは魅力的に思えるかもしれません。しかし、その有効性が科学的に証明されている代替医療は存在しません。そんな中、がん患者における代替医療の選択状況と、標準がん治療への影響や生存について検討した論文[1]が、2018年10月14日付で米国医師会のがん専門誌に掲載されました。

　この研究では、**米国において、代替医療を受けた258人のがん患者と、標準がん治療を受けた1,032人のがん患者**が比較されています。なお、結果に影響を与えうる年齢や、病気の期間、がんの種類などの因子について、統計的に補正を行い解析されました。

　その結果、代替医療を受けた人では、外科手術、抗がん剤療法、放射線治療、ホルモン療法を拒否する人が、統計的にも意味のある水準で多いことが示されました。また5年生存率は、代替医療を受けた人で82.2％、標準がん治療を受けた人では86.6％と、代替医療を受けた人で、統計的にも意味のある水準で低いことが示されています。さらに代替医療を選択した人では、死亡リスクも1.4倍多い傾向が示されました。

治療拒否の割合と5年生存率

治療を拒否した人の割合

■ 標準がん治療を受けた人　■ 代替療法を受けた人

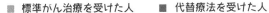

ホルモン療法拒否　2.8%　　33.7%

放射線治療拒否　2.3%　　53.0%

抗癌剤療法拒否　3.2%　　34.1%

外科手術拒否　0.1%　7.0%

5年生存率

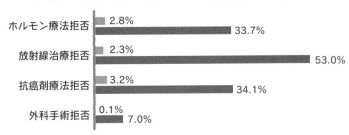

82.2%　　86.6%

代替療法を受けた人　　標準がん治療を受けた人

代替医療を選んで生存率が下がることもあり

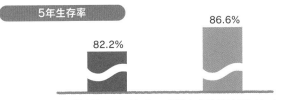

コメント

特に外科手術などを受けないことは生命予後に大きな影響をもたらすケースも多く、補完代替医療の安易な選択はリスクを伴うということに注意が必要かも知れません。

文献情報

1) Johnson SB, et al : Complementary Medicine, Refusal of Conventional Cancer Therapy, and Survival Among Patients With Curable Cancers. JAMA Oncol. 2018 Oct 1;4(10):1375-1381.PMID:30027204

087

がん治療に関する情報サイトの信頼性は？

　インターネット上には様々な医療・健康関連情報が存在しますが、必ずしも信頼性の高い情報ばかりではありません。特にがん治療に関する情報サイトにおいては、いわゆる民間療法など、科学的に有効性が検証されていない治療法に関する情報も数多く掲載されています。そんな中、がん治療に関するインターネット情報の質を評価した研究論文[1]が、がん治療やケアの専門誌に、2018年12月17日付で掲載されました。

　この研究では、GoogleとYahoo!を利用して、「がん治療」と「がん治癒」の2つの日本語キーワードで情報検索を行い、上位20件のウェブサイトを特定しています。さらに5種類の癌（肺癌、乳癌、胃癌、大腸癌、肝臓癌）についても同様の検索を行いました。得られた情報の質は、がん専門医3名、医学生3名、がんサバイバー3名によって、レベルA（信頼できる情報）、レベルB（AとCに該当しない）、レベルC（信頼できない情報）の3段階で評価されています。

　最終的に247件の情報サイトが評価されました。医学生による評価では、レベルAに該当するサイトが12.1％、レベルBに該当するサイトが56.3％、レベルCに該当するサイトが31.6％、がんサバイバーの評価では、レベルAに該当するサイトが16.8％、レベルBに該当するサイトが44.7％、レベルCに該当するサイトが38.5％、がん専門医による評価では、レベルAに該当するサイトが10.1％、レベルBに該当するサイトが51.4％、レベルCに該当するサイトが38.5％という結果でした。

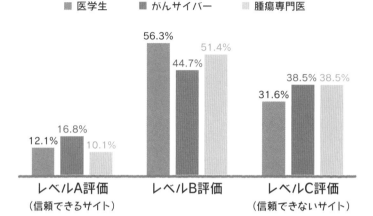

がん治療に関する247の
情報サイトの三者による評価結果

■ 医学生　　■ がんサイバー　　■ 腫瘍専門医

レベルA評価（信頼できるサイト）
- 医学生: 12.1%
- がんサイバー: 16.8%
- 腫瘍専門医: 10.1%

レベルB評価
- 医学生: 56.3%
- がんサイバー: 44.7%
- 腫瘍専門医: 51.4%

レベルC評価（信頼できないサイト）
- 医学生: 31.6%
- がんサイバー: 38.5%
- 腫瘍専門医: 38.5%

信頼できないサイト（約4割）に要注意！

コメント

　インターネット上でがん治療に関する情報を提供しているサイトのうち、信頼できない情報を提供しているサイトは3〜4割にも上り、信頼できるサイトよりも多いことが示されています。がん治療に関するインターネット情報の活用には、十分な注意が必要と言えるでしょう。

文献情報

1）Ogasawara R, et al : Reliability of Cancer Treatment Information on the Internet: Observational Study. JMIR Cancer.2018;4:e10031. PMID：30559090

088

白内障手術を受けたほうが
健康に良い？

　人間の眼の中にはレンズの役割をしている水晶体と呼ばれる場所があります。この水晶体は年齢と共に白く濁ってしまうことがあり視力低下の原因となります。このような状態を白内障と呼びますが、目薬による治療では病状の進行をわずかに遅らす程度の効果しか得られず、視力回復を期待するためには手術を行うことが一般的です。白内障手術は決して珍しいものではなく、最近では日帰り手術も広く普及しているようですが、やはり手術を怖いと感じる方も多いでしょう。そんななか、白内障手術と死亡リスクの関連を検討した研究論文[1)]が、米国医師会の眼科専門誌電子版に2017年10月26付で掲載されました。

　この研究では**白内障を有する65歳以上の米国人女性74,044人(平均70.5歳)**が解析の対象となりました。結果に影響しうる年齢や人種などの人口統計的要因、喫煙、飲酒、身体活動量などの因子について、統計的に補正を行って解析しています。

　その結果、白内障の手術を受けた人では全死亡リスクが60％、心臓病による死亡リスクが58％、がんによる死亡リスクが69％、事故による死亡リスクが56％、呼吸器疾患による死亡リスクが37％、感染症による死亡リスクが56％、それぞれ統計的にも有意に減少しました。

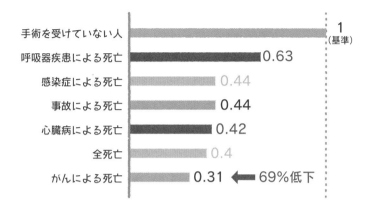

手術を受けていない人と比較したリスク

- 手術を受けていない人 ━━━━━━━━━━ **1** (基準)
- 呼吸器疾患による死亡 ━━━━━━ **0.63**
- 感染症による死亡 ━━━━ 0.44
- 事故による死亡 ━━━━ **0.44**
- 心臓病による死亡 ━━━ **0.42**
- 全死亡 ━━━ 0.4
- がんによる死亡 ━━ **0.31** ⬅ **69%低下**

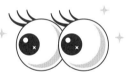

眼の手術受ければ
寿命も延びてくる

コメント

　視力回復によって、生命を脅かすような事故リスクが減少したり、身体活動量が増加して、より健康的な生活を送ることが死亡リスクの低減につながったのかもしれません。とはいえ、手術を受けることを選択するような人は、そもそも健康状態や健康への関心度が高い集団とも言えます。因果関係を決定づけることは難しいように思いますが、白内障手術は視力回復に留まらない健康上のメリットが期待できるかもしれませんね。

📖 文献情報

1）Tseng VL, et al : Association of Cataract Surgery With Mortality in Older Women: Findings from the Women's Health Initiative. JAMA Ophthalmol. 2018 Jan 1;136(1):3-10. PMID: 29075781

089

夫（妻）が高血圧だと
妻（夫）も高血圧になりやすい？

　生活習慣病として知られる高血圧ですが、その発症原因は多岐にわたります。主なものとして、遺伝的要因や、食習慣・喫煙などの環境的要因が挙げられます。

　夫婦は一般的に遺伝的要因を共有しておらず無関係と言えます。しかしながら、その生活習慣や社会的・経済的背景、つまり環境的要因は多くの場合で似ていることでしょう。過去の研究では、男女ともに配偶者が高血圧であることも高血圧発症の危険因子であることが報告されています[1)2)]。つまり、夫、もしくは妻が高血圧である場合、その妻、もしくは夫が高血圧になるリスクが高いという事です。しかしながら、配偶者の高血圧は必ずしも高血圧発症の危険因子とはならないという研究[3)]も報告されており、明確なことはよくわかっていませんでした。

　そんななか、高血圧関連の国際誌に2017年8月30日付で、高血圧患者の配偶者と高血圧の関連を検討した研究論文[4)]が掲載されました。

　この研究は、2017年6月までに報告された配偶者ペアと高血圧の関連を検討した研究を統合解析したものです。解析の対象となったのは、**英国、ブラジル、米国、中国、ロシアで実施された8件の研究データで、81,928組の配偶者ペア**でした。

　解析の結果、高血圧患者の配偶者では、高血圧を有する可能性が41％高いことが示されました。また、この関連は男性と女性の両方に見出されたと報告されています。

解析に含まれた研究と各研究結果、および統合解析結果

（※統計的な有意差なし）

報告年	実施国	被験配偶者ペア	高血圧患者の配偶者における高血圧を有する可能性（相対比）
1998年	英国	1,393組	2.23倍
2002年	英国	8,386組	1.32倍
2003年	ブラジル	365組	1.42倍※
2005年	米国	553組	1.63倍
2006年	中国	66,130組	1.20倍
2010年	ロシア	174組	1.23倍※
2011年	米国	4,500組	1.15倍
2013年	ロシア	427組	1.50倍

統合解析結果　　　1.41倍

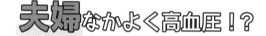

夫婦なかよく高血圧！？

コメント

　本研究では、配偶者の高血圧は高血圧発症の危険因子であることが示されています。類似環境で生活する二人が、同じ疾病を発症するリスクが高いということは、高血圧の発症において生活習慣など、環境的要因の重要性が示唆されます。

文献情報

1）Hippisley-Cox J, et al : Are spouses of patients with hypertension at increased risk of having hypertension? A population-based case-control study. Br J Gen Pract. 1998 Sep;48(434):1580-3. PMID: 9830183
2）McAdams DeMarco M, et al : Hypertension status, treatment, and control among spousal pairs in a middle-aged adult cohort. Am J Epidemiol. 2011 Oct 1;174(7):790-6. PMID: 21841158
3）Bloch KV, et al : Socioeconomic aspects of spousal concordance for hypertension, obesity, and smoking in a community of Rio de Janeiro, Brazil. Arq Bras Cardiol. 2003 Feb;80(2):179-86 PMID: 12640511
4）Wang Z, et al ; Spousal concordance for hypertension: A meta-analysis of observational studies. J Clin Hypertens (Greenwich). 2017 Nov;19(11):1088-1095. PMID: 28856830

090

健康長寿は遺伝するの？

　人間の健康状態は、生活習慣などの環境的な要因だけでなく、両親から受け継いだ遺伝的な要因によっても変化します。がんや糖尿病の発症が、生活習慣のみならず、親の遺伝的影響を受けていることは良く知られています。では、親が健康で長生きしている場合、その子供も長生きするものなのでしょうか。そんな疑問に答えるような研究論文[1)]が、老年医学に関する専門誌の電子版に2018年8月15日付で掲載されました。

　この研究は1993～98年の間に被験者登録された**22,735人の米国人女性**を、2017年まで追跡調査したものです。両親の生存状況と、被験者の健康状態との関連性が検討されました。なお、結果に影響を与えうる年齢、喫煙・飲酒状況、身体活動量などの因子について、統計的に補正して解析されています。

　その結果、母親が90歳以上まで生存していた女性では、70～79歳まで生存していた女性に比べて、90歳まで心臓病、脳卒中、糖尿病、がん、骨折などの深刻な健康問題がなかった人が25％多く、90歳までの死亡リスクも25％低いことが示されました。

　また、父親が90歳以上まで生存していた女性では、70～79歳まで生存していた女性に比べて、90歳までの深刻な健康問題については差がありませんでしたが、90歳までに死亡するリスクは21％低下しました。特に両親ともに90歳以上まで生存していた女性では、そうでない女性に比べて、90歳までの深刻な健康問題がなかった人が38％多く、90歳までに死亡するリスクが32％低下しました。

親が70〜79歳まで生存していた女性と比較したリスクの比

（※統計的な有意差なし）

▨ 母親の生存が70歳未満　　　▨ 父親の生存が70歳未満
▨ 母親が80〜89歳まで生存　　▨ 父親が80〜89歳まで生存
▨ 母親の生存が90歳以上　　　▨ 父親の生存が90歳以上

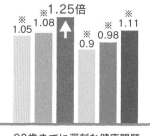

90歳までに深刻な健康問題
がなかった人

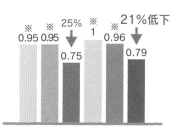

90歳までの死亡リスク

両親が長命だと長生きできそう？
ただし女性の例

コメント

　両親が長寿であった女性ほど、長生きする可能性が示されていますが、健康長寿が遺伝するかどうかについては議論の余地があります。長生きをするような家庭では、健康問題に関心が高く、健診や予防接種など、予防的な医療を積極的に受けてきた可能性が高いからです。環境的要因と遺伝的要因が、加齢に伴う健康状態に対して、どれほど程度影響し合っているのか、今後の研究報告に注目です。

📖 文献情報

1) Shadyab AH, et al : Parental longevity predicts healthy ageing among women. Age Ageing. 2018 Nov 1;47(6):853-860. PMID: 30124748

091

離乳食を早めに与えると
夜泣きが少ない？

　赤ちゃんは生後6か月までは母乳（ミルク）による栄養摂取が一般的です。しかし、英国では母親の75％が、生後5か月になる前に離乳食を導入したとの調査結果が報告されており、その理由に26％の母親が「夜泣き」をあげていたそうです[1]。そんな中、早期の離乳食開始と乳児の睡眠への影響を検討した研究論文[2]が、米国医師会誌の小児専門誌電子版に2018年7月9日付で掲載されました。

　この研究は、乳児を対象に離乳食と食物アレルギーの関連を検討した前向き研究のデータを再解析したものです。対象となったのは、**3か月まで母乳のみで育った英国の健常乳児1,303人**でした。被験乳児は、母乳を継続しながら、早期に離乳食を導入したグループと、6か月まで母乳のみで育て、この期間中は離乳食の摂取を避ける標準導入グループの2つにランダムに振り分けられ、乳児の睡眠時間及び覚醒頻度、母親の深刻な睡眠関連問題が比較検討されました。

　解析の結果、6か月時点での睡眠時間は、標準導入グループに比べて、早期導入グループで、一晩あたり16.6分、統計的にも有意に長いことが示されました。また、一晩あたりの覚醒頻度は、標準導入グループで2.01回だったのに対して、早期導入グループは1.74回であり、研究期間中においては、平均で9.1％統計的にも有意に少ないという結果でした。さらに母親の深刻な睡眠関連問題は早期導入グループに比べて、標準導入グループで1.8倍、統計的にも有意に多いことが示されています。

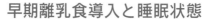
		一晩当たりの 覚醒頻度
早期導入 グループ	睡眠時間　**16.6分**　睡眠時間延長	**1.74回**
標準導入 グループ	睡眠時間	2.01回

早期離乳で
夜間覚醒が減るかも!?

コメント

　早期の離乳食開始の是非については、専門家の間でも意見は分かれており、小児肥満のリスクにつながるのではないか、という意見もあるようです。この研究結果は、先行研究[3]の二次的な解析のため、現時点では仮説として捉えておく方が無難かもしれません。

📖文献情報

1) McAndrew F, Thompson J, Fellows L, Large A, Speed M, Renfrew MJ. Infant Feeding Survey 2010. Leeds, England: Health and Social Care Information Centre; 2012.
2) Perkin MR, et al : Association of Early Introduction of Solids With Infant Sleep: A Secondary Analysis of a Randomized Clinical Trial. JAMA Pediatr. 2018 Aug 6;172(8):e180739. PMID: 29987321
3) Perkin MR, et al : Randomized Trial of Introduction of Allergenic Foods in Breast-Fed Infants. N Engl J Med. 2016 May 5;374(18):1733-43. PMID: 26943128

092

こどもの指しゃぶりには
アトピー予防効果がある？

　乳幼児期の衛生環境が免疫機能に影響を及ぼし、アトピー性皮膚炎や喘息、花粉症などアレルギー性疾患の発症に影響を与えるのではないかという仮説を衛生仮説と呼びます。

　ところで乳幼児によくみられる指しゃぶりは衛生的に見れば決して良いとは言えない行動でしょう。手指には様々な細菌が付着しており、それを口腔内にいれているわけですから、細菌をなめているようなものです。しかし、指しゃぶりをやめさせることが健康的であるかというと、そこには議論の余地があります。指しゃぶりや爪を噛む習慣のある小児では、アレルギー反応が低いことを報告した研究論文[1]が、米国小児学会誌の電子版に2016年7月11日付で掲載されたからです。

　この研究は**ニュージーランドで出生した1,037人**を対象に行われた研究で、5歳、7歳、9歳、11歳の時点で親に対して、子供の指しゃぶりや爪を噛む習慣について調査されています。また13歳と32歳の時点で皮膚に対するアレルギー反応テストを実施しています。なお、結果に影響を与えうる親のアレルギー歴、犬や猫の飼育状況などの因子について、統計的に補正を行い解析されました。

　その結果、指しゃぶりもしくは爪を噛む習慣のあった人では、習慣のなかった人に比べて、アレルギーテストによる反応が、13歳時点で36％、32歳時点で38％、統計的にも有意に低いという結果が示されました。

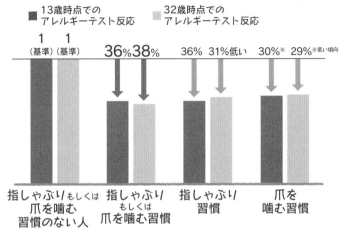

指しゃぶり/爪噛み習慣のない小児と比較した アレルギーテスト反応者の割合の相対比

（※統計的な有意差なし）

■ 13歳時点での
  アレルギーテスト反応

■ 32歳時点での
  アレルギーテスト反応

| 1 | 1 | 36% | 38% | 36% | 31%低い | 30%※ | 29%※低い傾向 |
| (基準) | (基準) | | | | | | |

指しゃぶり(もしくは
爪を噛む
習慣のない人）

指しゃぶり
もしくは
爪を噛む習慣

指しゃぶり
習慣

爪を
噛む習慣

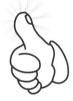

指しゃぶりで
将来よいことも

コメント

　本研究では、アレルギー性疾患の発症リスクを検討したものではなく、あくまでアレルギー反応との関連性を調査したものです。とはいえ、衛生仮説を支持する結果となっており、指しゃぶりや爪噛みが免疫機能の正常化に何らかの影響を及ぼしている可能性が示唆されます。

📖🔍文献情報

1) Lynch SJ, et al : Thumb-Sucking, Nail-Biting, and Atopic Sensitization, Asthma, and Hay Fever. Pediatrics. 2016 Aug;138(2). PMID: 27401101

093

タバコの値上がりは社会に どんな影響をもたらす？

　日本で販売されているたばこの価格には、国たばこ税、地方たばこ税、たばこ特別税、そして消費税と、実に4種類もの税金が含まれています。これらを全て合わせると税負担率は6割にも達します。たばこ税が増額され、市場価格が高騰すると、社会的にはどのような影響があるのでしょうか。値上がりをきっかけに禁煙する人も増えるかもしれませんよね。そんな中、たばこ税の増額と、健康状態や医療経済に与える影響との関連を検討した研究論文[1]が英国医師会誌電子版に2018年4月11日付で掲載されました。

　この研究では、**ラテンアメリカおよびアジアの中所得国13か国※に在住している喫煙男性、4億9000万人**が解析対象となりました。たばこの市場価格が50％増加したと仮定した場合、獲得できる生存年数、回避可能な医療費の額、高額な医療支出を回避できた人の数、貧困の度合いなどに対する影響が検討されています。

　解析の結果、たばこ価格の50％値上げは、喫煙をやめることによって、約4億5,000万人の生存年数延長につながることが示されました。また、回避可能な医療費は1,570億ドルと見積もられ、保健医療サービスが充実していない7か国において、約1,550万人の男性が、高額な医療支出を避けることができることも示されています。結果として、880万人が、世界銀行が定義する「極度の貧困状態」以下に陥ることが回避できると予測されています。

（※インド、インドネシア、バングラデシュ、フィリピン、ベトナム、アルメニア、中国、メキシコ、トルコ、ブラジル、コロンビア、タイ、チリの13か国）

たばこ価格の50%値上げによる社会的影響

生存年数延長者
4億5,000万人

回避可能な医療費
1,570億ドル

極度の貧困状態回避
880万人

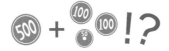

まずはいいことずくめに見える

コメント

　本解析では、たばこ税の増税によって、健康に良い影響を与えることが示されています。しかし、たばこ税が高くなると、密輸や租税回避などの違法行為が増えたり、たばこ産業における雇用悪化や収入の低下などの問題も顕在化するかもしれません。たばこ価格の高騰は、喫煙者個人の健康問題のみならず、社会全体に大きな影響を与える可能性があり、慎重な議論が必要と言えるでしょう。

📖 文献情報

1) Global Tobacco Economics Consortium. The health, poverty, and financial consequences of a cigarette price increase among 500 million male smokers in 13 middle income countries: compartmental model study.BMJ. 2018 Apr 11;361:k1162. PMID: 29643096

094

タバコ販売店までの距離が
長いと禁煙は成功しやすい？

　禁煙をしようと思っても、タバコの販売店が自宅近くにあると、ついついタバコを買ってしまう……。そんなことはないでしょうか。逆に自宅から遠ければ、禁煙しやすい可能性もあります。しかしながら、これまで自宅からタバコ販売店までの距離と、喫煙率の関連を検討した研究は報告されていませんでした。そんななか、米国医師会誌の内科専門誌電子版に2016年8月15日付で、自宅からタバコ販売店までの距離と喫煙習慣の関連性を検討した研究論文[1]が掲載されました。

　この研究は**フィンランドにおける2つの大規模データベースを解析したもので、18〜75歳までの喫煙者もしくは元喫煙者20,729人**が対象となりました。自宅からタバコ販売店までの距離と、喫煙者の禁煙、および元喫煙者の喫煙再開について検討しています。なお、結果に影響を与えうる婚姻・職業状況の変化、経済的状況の悪化、家族や自分自身の健康状態などの因子について、統計的に補正を行い解析しています。

　その結果、喫煙者では自宅からタバコ販売店までの距離が500m増加すると、禁煙者が16％増加しました。また統計解析手法を変えて分析したところ禁煙者が57％増加するという結果も示されています。一方、元喫煙者に関しては、自宅からタバコ販売店までの距離と喫煙再開に関連性は認められませんでした。

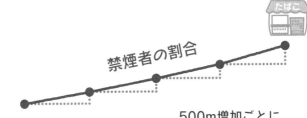

自宅からたばこ販売店までの
距離と禁煙者の割合

禁煙者の割合

500m増加ごとに
禁煙者は16%増える

500m 1,000m 1,500m 2,000m 2,500m

たばこ販売店までの距離

たばこ店

遠ければ吸うのをあきらめる？

コメント

　この結果は観察的な研究に基づくものであり因果関係を決定づけるものではありません。とはいえ、喫煙行動の変化に自宅からタバコ販売店までの距離が関係している可能性は禁煙療法において重要な示唆かもしれません。ただし、元喫煙者の禁煙持続にはあまり影響を与えないようです。

📖文献情報

1) Pulakka A, et al : Association Between Distance From Home to Tobacco Outlet and Smoking Cessation and Relapse.JAMA Intern Med. 2016 Oct 1;176(10):1512-1519. PMID: 27533777

095

何度目の挑戦で禁煙は
成功するの？

　煙草を吸われている方の中には、禁煙に挑戦した経験を持っておられる方も多いでしょう。健康のため、経済的な問題、禁煙しようと思う理由は様々かと思います。とはいえ、一回の挑戦で禁煙できる人はそう多くはないでしょう。喫煙を止めるまでに、だいたいどれくらい禁煙に挑戦しているものなのでしょうか。そんな研究論文[1]が英国医師会誌のオープンアクセスジャーナルに2016年6月9日付で掲載されています。

　この研究では、**カナダのオンタリオ州という場所で行われた喫煙調査のデータから1,277人が解析の対象**となりました。禁煙への挑戦回数の報告は、過去の記憶に頼ることが多く、その回数は過小評価されている可能性が高いとして、異なる4つの解析手法を用いることにより、禁煙試行回数の推定値を算出しています。

　3年にわたり半年ごとに調査を行った結果、禁煙試行回数は、4つの解析手法ごとに、それぞれ6.3回、19.6回、29.6回、142回でした。最も正確性の高いと予測される解析手法での結果が29.6回だったことから、この論文では、禁煙成功までの試行回数は30回ほどが妥当であると結論しています。

解析手法ごとによる 禁煙試行回数結果

<解析手法>

① 禁煙成功者の記憶に基づく方法

6.3回

② 各禁煙試行ごとの成功率は均一とする方法

19.6回

③ 禁煙に失敗した場合、その後の成功率は下がっていくと仮定した方法

29.6回
（正確性高い）

④ ③に調査開始以前の禁煙試行回数を含める方法

142回

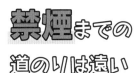

禁煙までの
道のりは遠い

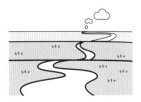

コメント

　挑戦回数が30回とはやや多いような気もしますが、やはり禁煙は一筋縄ではいかないということでしょうか。本研究において、禁煙への挑戦がどの程度のレベルのものまで試行回数としてカウントされているか、不明な部分もありますが、本当に禁煙したいのであれば、1度や2度の失敗であきらめてはいけませんね。

📖 文献情報

1) Chaiton M, et al : Estimating the number of quit attempts it takes to quit smoking successfully in a longitudinal cohort of smokers. BMJ Open. 2016 Jun 9;6(6):e011045. PMID: 27288378

096

買い物が不便な場所に住んでいると食事のバランスが偏る？

当たり前ですが、バランスの良い食習慣を維持するためには、野菜、肉、魚、果物など多様な食材をお店で購入してくる必要があります。しかしながら、居住している地域によっては、食料品の買い物に不便や苦労を感じることも多いでしょう。特にご高齢の方では、日常における行動範囲が限られていることもあり、食料品等の買い物が困難な状況に置かれている人も少なくないはずです。そんな中、買い物の不便さと、肉魚や野菜果物の摂取状況の関連を検討した研究論文[1)]が日本疫学会誌2017年11月号に掲載されました。

この研究では**日本全国31市町村（12道府県）に在住している65歳以上の高齢者102,869人**が対象となっています。研究参加者に対して「家から1km以内に新鮮な果物や野菜を売っているお店はありますか？」という質問をして「多い」「いくつかある」「少い」「ない」「わからない」のいずれかで回答してもらいました。「多い」「いくつかある」と回答した人を買い物に便利なグループ、「少い」「なし」「わからない」と回答した人を買い物に不便なグループとし、この2つのグループで食品の摂取不足（1日1回未満の摂取）が比較しています。

その結果、買い物に便利な人と比べると不便な人では、野菜・果物の摂取不足が男性で18％、女性で26％多いことが分かりました。また、肉・魚の摂取不足についても同様に男性で15％、女性で17％多いという結果になっています。

買い物が便利な人と比較した
食材摂取不足の相対比

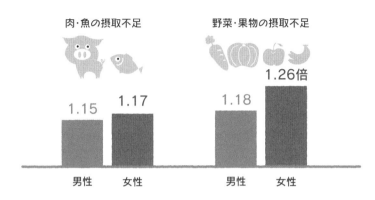

肉・魚の摂取不足

1.15 男性　1.17 女性

野菜・果物の摂取不足

1.18 男性　1.26倍 女性

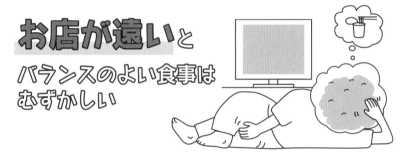

お店が遠いと
バランスのよい食事は
むずかしい

コメント

　この研究では、買い物不便という地理的な環境が、食品の摂取不足と関連することが示されています。バランスの良い食習慣を維持するためには、本人の健康に対する関心だけでなく、こうした地理的な環境も十分に考慮する必要があります。

📖🔍文献情報

1) Nakamura H, et al : Association of food access and neighbor relationships with diet and underweight among community-dwelling older Japanese. J Epidemiol. 2017 Nov;27(11):546-551. PMID: 28629703

097

幹線道路のそばに住んでいると認知症になりやすい？

　交通量が多い幹線道路の近隣に住んでいる人は、そうでない人にくらべて自動車の排気ガスや交通騒音の影響を受けやすいと言えます。過去には大気汚染や騒音などが認知機能に悪影響を及ぼすのではないかという研究報告もなされているようです。そんな中、世界的に有名な医学誌「ランセット」の2017年2月号に、居住地から幹線道路までの距離と、認知症発症リスクの関連を検討した研究論文[1]が掲載されました。

　この研究では、**カナダのオンタリオ州という場所に5年以上在住しており、認知症などの神経変性疾患を発症していない約600万人**が解析対象となりました。郵便番号に基づいて、幹線道路と居住地までの距離を特定し、認知症発症リスクとの関連性を検討しています。なお、結果に影響を与えうる年齢や性別、所得、糖尿病の有無などの因子について、統計的に補正を行って解析されました。

　この研究において、2001年から2012年までの間に、認知症を発症したのは243,611人でした。解析の結果、居住地から幹線道路までの距離が300m以上と比較して、50m未満では7％、50〜100mでは4％、101m〜200mでは2％と、わずかではありますが統計的にも有意に認知症発症リスクが増加しました。特に大都市部に在住している人や、同じ場所に住み続けている人でリスクが高いという結果になっています。

認知症の発症リスク
（幹線道路からの距離が300mを「1」とした場合の相対比）

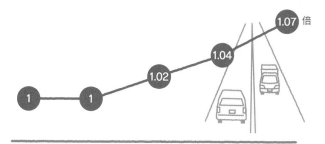

| 300m以上 | 201〜300m | 101〜200m | 50〜100m | 50m未満 |

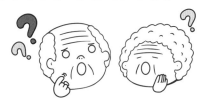

大きな道路に近いほうが
認知症になる人が少し多かった

コメント

　認知症発症リスクの増加が、交通騒音や車の排気ガスなどの大気汚染によるものなのかについては、この研究のみからは結論できません。とはいえ、居住地が幹線道路に近いほど認知症のリスクが上昇しており、こうした居住環境が健康に対して何らかの影響を与えている可能性は高いと言えるかもしれません。

📖🔍文献情報

1）Chen H, et al : Living near major roads and the incidence of dementia, Parkinson's disease, and multiple sclerosis: a population-based cohort study. Lancet. 2017 Feb 18;389(10070):718-726. PMID: 28063597

098

冬の天気と心臓病に
関連性はある？

　寒い日が続く冬期は心臓病の発症リスクが高まるということを報告した研究は少なくありません[1][2]。外気温が下がると血管が収縮し、血圧が高くなることから、心臓への負担が増えてしまうのでしょう。そんな中、カナダ内科学会誌2017年2月号に、降雪と心筋梗塞の関連を検討した研究論文[3]が掲載されました。

　この研究では、**カナダ**の健康管理データベースを用いて、**128,073件の心筋梗塞入院例、68,155件の心筋梗塞死亡例**が解析の対象となりました。1981 ～ 2014年の11 ～ 4月における降雪量（㎝）、降雪時間（時）と、心筋梗塞による入院または死亡との関連が検討されています。なお、結果に影響を与えうる年齢や性別、心臓病リスクなどの因子について、統計的に補正を行って解析しています。

　研究の結果、降雪量、降雪時間は男性において心筋梗塞による入院もしくは死亡に関連していました。降雪量0㎝と比較して20㎝では入院が16％、死亡が34％、また降雪時間が0時間に比べて24時間では入院が8％、死亡が12％、統計的にも有意に増加することが示されました。一方、女性ではいずれの結果においても明確な差が示されませんでした。

男性は雪が降ったら要注意！

降雪量・降雪時間と心筋梗塞の関連性

（※統計的な有意差なし）

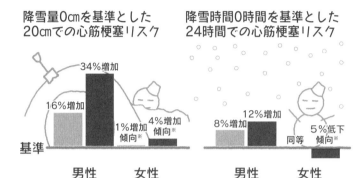

降雪量0cmを基準とした
20cmでの心筋梗塞リスク

降雪時間0時間を基準とした
24時間での心筋梗塞リスク

34%増加

16%増加

1%増加
傾向※

4%増加
傾向※

基準

男性　　　女性

12%増加

8%増加

同等

5%低下
傾向※

男性　　　女性

■ 心筋梗塞による入院　■ 心筋梗塞による死亡

コメント

　降雪量や降雪時間が心筋梗塞を引き起こす直接の原因かどうかについては、この研究結果だけで判断できません。男女差があるので因果関係ではないのかもしれません。しかし、男性は雪が降った後、雪かきする可能性が女性より高いといえます。こうした作業が、あるいは心臓に負担を与えているのかもしれませんね。

📖 文献情報

1) Gorjanc ML, et al : Effects of temperature and snowfall on mortality in Pennsylvania. Am J Epidemiol. 1999 Jun 15;149(12):1152-60. PMID: 10369510
2) Baker-Blocker A. Winter weather and cardiovascular mortality in Minneapolis-St. Paul. Am J Public Health. 1982 Mar;72(3):261-5. PMID: 7058966
3) Auger N, et al : Association between quantity and duration of snowfall and risk of myocardial infarction. CMAJ. 2017 Feb 13;189(6):E235-E242. PMID: 28202557

099

満月の夜は寝つきが悪い？

　一部の海洋生物では、概月リズム、すなわち月の満ち欠けのリズムに応じた約30日サイクルの周期に従って行動することがあります。例えば、海洋生物の産卵時期と大潮の関係などは、この概月リズムに従っていると考えられています。一方、人間においては、その行動と月の満ち欠けのサイクルに何らかの関係があると意識されることは少ないでしょう。月の満ち欠けのサイクルに生活が制限されると感じる人は稀のように思います。そんな中、睡眠の主観的・客観的尺度と概月リズムの関連を検討した論文[1]が生物学の学術誌「カレントバイオロジー」2013年8月5日号に掲載されました。

　この研究は**スイスで行われたもので、睡眠障害や精神科の通院がない、17人の若年健常ボランティア（平均25歳、女性9人）および、16人の中高年ボランティア（平均65歳、女性8人）**が対象となりました。被験者は3.5日間、月が見えない研究室内に滞在し、8時間の睡眠をとるよう指示され、睡眠状況や睡眠中の脳波が測定されています。なお、過度のアルコールやカフェインは摂取しないよう説明を受けています。

　解析の結果、満月の日の近辺では、睡眠までにかかる時間が5分間延長し、睡眠時間が20分短縮、さらに深い睡眠が30％減少しました。また睡眠に関わるホルモンであるメラトニンの減少も認められました。

満月の日近辺の睡眠状況

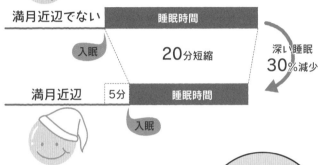

満月近辺でない	睡眠時間	
入眠	20分短縮	深い睡眠 30%減少
満月近辺	5分	睡眠時間
	入眠	

満月の夜は寝てなんかいられない？

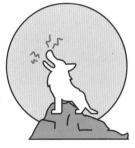

コメント

　月の満ち欠けリズムと、睡眠時間や入眠時間などの関連性について、本研究結果のみで結論付けることは難しいように思いますが、月の満ち欠けのサイクルが、ヒトにおける睡眠構造を調節しうる可能性を示唆した興味深い研究結果が得られています。今後の研究動向に注目したいところです。

📖🔍文献情報

1）Cajochen C, et al : Evidence that the lunar cycle influences human sleep. Curr Biol. 2013 Aug 5;23(15):1485-8. PMID: 23891110

100

プラセボでも
腰痛に効果がある？

プラセボ効果をご存じでしょうか。プラセボとは有効成分を含まない偽の薬のことです。通常は乳糖やデンプンなどで作られたもので、理論上は人に投与しても何の影響もありません。しかしながら、プラセボを投与すると、例えば痛みなどの症状が改善することがあります。このようなプラセボがもたらす治療効果をプラセボ効果と呼びます。そんな中、慢性的な腰痛を訴える人に、プラセボを投与するとどのくらいプラセボ効果が表れるのかを検討した研究論文[1]が国際疼痛学会誌2016年10月13日電子版に掲載されました。

この研究では、**ポルトガルに在住で、3か月以上続く慢性的な腰痛患者97人**（平均44歳）が対象となっています。被験者は、標準的な腰痛治療に加え、プラセボであることを知ったうえでプラセボを服用するグループと、標準的な腰痛治療のみを受けるグループのどちらかにランダムに振り分けられました。3週間の治療を行った後、2つのグループ間で腰痛や身体機能の改善度が比較されています。なお、腰痛は軽症から重症まで0～10点で、身体機能の障害については軽症から重症まで0～24点で評価されました。

その結果、腰痛の重症度は、研究開始時に比べ、標準的な腰痛治療のみを受けたグループでは5％の改善したにとどまりましたが、プラセボを服用したグループでは28％も改善しており、グループ間の差は統計的にも有意でした。さらに、腰痛に関連した身体機能の障害も標準治療のみを受けたグループではほとんど改善しませんでしたが、プラセボを服用したグループでは29％改善していました。

腰痛症状の改善度

2.86点/24点

1.49点/10点

↑28% 改善

↑29% 改善

0.24点/10点　0.02点/24点

プラセボ服用群　　　　　標準ケア群

■ 腰痛の重症度（0〜10点）　■ 身体機能の障害（0〜24点）

プラセボは正体バレても効果あり

コメント

　本研究の参加者は「"a novel mind–body clinical study of chronic low back pain"（慢性的な腰痛に対する、革新的な心身的研究）」というコピーで、ソーシャルメディアや雑誌広告などを通じて募集されています。したがって、研究に参加した人たちは、この研究で行われる治療に大きな期待や関心を抱いていた集団である可能性が高いと言えます。こうした期待や関心が、より大きなプラセボ効果をもたらしたと考えることもできるでしょう。とはいえ、プラセボであることを知ったうえでプラセボを服用しても、統計的有意な治療効果が示されているということは、腰痛に対する鎮痛薬の効果は、少なくない部分がプラセボ効果なのかもしれませんね。

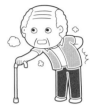

📖 文献情報

1）Carvalho C, et al : Open-label placebo treatment in chronic low back pain: a randomized controlled trial. Pain. 2016 Dec;157(12):2766-2772. PMID: 27755279

コラム**6**

効果指標としてのオッズ比

　【コラム5】でも解説しましたが、薬やサプリメントの効果、あるいは運動や食習慣が健康に与える影響について、医学論文では相対危険で示すことが一般的です。相対危険にも様々な種類がありますが、疾病（健康障害）に罹ってしまう危険性の大きさを表す指標が罹患率の比です。罹患率とは、一定期間にどれほど新規に疾病を発生したかを表す指標のことで、これは疾病の発生率（発症率）と考えても良いでしょう[1]。

　罹患率の比は健康リスクを把握するための指標として重要ですが、研究手法によっては罹患率を求めることができないこともあります。このようなケースで用いられる相対危険がオッズ比です。オッズとはある事象が起きる確率Pの、その事象が起きない確率(1－P)に対する比、すなわちP／(1－P)のことで、2つの集団におけるオッズの比がオッズ比です。

　例えば、喫煙者と虫歯の関連性を検討するとしましょう。喫煙者300人と非喫煙者200人の2つの集団を対象に、3年ほど追跡調査を行ったとします。この研究における調査結果を【表1】に示します。オッズはある事象が起きる確率Pのその事象が起きない確率(1－P)に対する比ですから、喫煙者群における虫歯発症のオッズは、虫歯を発症した確率と発症していない確率の比で示されます。すなわち (30人/300) ÷ (270/300) ＝ 0.11です。非喫

1 日本疫学会 疫学用語の基礎知識 有病率と罹患率 https://jeaweb.jp/glossary/glossary016.html

【表1】虫歯と喫煙の関連を検討した仮想の研究結果（前向き研究）

	虫歯の発症あり	虫歯の発症なし	虫歯発症のオッズ	オッズ比
喫煙者群 300人	30人 (0.1)	270人 (0.9)	0.11	0.11/0.05 =2.2
非喫煙者群 200人	10人 (0.05)	190人 (0.95)	0.05	

煙者群における虫歯発症のオッズも同様に（10人/200人）÷（190人/200人）＝0.05と求めることができます。この比0.11/0.05がオッズ比であり、2.2と算出できます。この場合、喫煙者では非喫煙者と比較して虫歯の発症が2.2倍高いと解釈することができます。

　ただ、【表1】の研究において、「虫歯を発症した確率」とは3年の間に新たに発生した虫歯の罹患率に他なりません。被験者を現在から未来に向かってリアルタイムで追跡調査をしていく研究を前向き研究と呼びますが、このような研究では検討している疾病の罹患率が算出できるため、その近似指標であるオッズ比を用いることはほとんどありません。すなわち、喫煙者群と非喫煙者群の罹患率の比0.1/0.05＝2.0を効果の指標とします。

　オッズ比は罹患率の比ではないため、厳密には疾病に罹ってしまう危険性の大きさに関する指標ではありませんが、発生頻度が稀な疾病を検討している場合、オッズ比は罹患率の比に近似できます。【表1】で、虫歯の発症頻度が稀になればなるほど（0に近づくほど）、虫歯の発症なしの確率が1に近づき、オッズ比は罹患率の比とほぼ同じ値になります。

前向き研究では罹患率に関するデータを得ることができ、疾病に罹ってしまう危険性を直接的に評価することができます。しかし、新規に発生した疾病を観察対象とするために、疾病が発生するまで、追跡調査を行う必要があります。発症が稀な疾病ほど追跡にかかる時間が長くなり、研究の費用・時間効率は低下します。

　他方で、コストをかけずに迅速に研究結果を知りたい状況も少なくありません。例えば、新薬の副作用が疑われた場合や、新興感染症が急速に拡大している状況で、治療薬候補や重篤化の危険因子を知りたい時などがそれに該当するでしょう。この場合、既に疾病を発症した人と、発症していない人を比較して、過去の薬やサプリメントの使用状況、あるいは生活状況などを比較することで、疾病との関連を検討することができます。このような研究手法を**症例対照研究**と呼びます。症例対照研究では追跡調査を行わず、過去の状態（薬剤使用や生活状況）を比較するため、一般的には**後ろ向き研究**と分類されます（例外もあります）。

　喫煙と虫歯の関連性について、症例対照研究で検討した例を【表2】

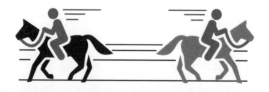

研究には，前向き/後ろ向きあり。

【表2】虫歯と喫煙の関連を検討した仮想の研究結果 （後ろ向き研究）

	虫歯のある集団 （300人）	虫歯のない集団 （200人）
喫煙者	30人 （0.1）	10人 （0.05）
非喫煙者	270 （0.9）	190人 （0.95）
喫煙者のオッズ	0.1/0.9=0.11	0.05/0.95=0.05
オッズ比	0.11/0.05=2.2	

に示します。この研究では虫歯のある集団（300人）と、虫歯のない集団（200人）の2つの集団で、過去の喫煙状況を比較しています。この研究は追跡調査（同じ集団を一定期間にわたり経時的に観察すること）を行っているわけではないので、喫煙によって虫歯がどれくらいの頻度で発症するか、つまり罹患率に関する情報を集めることができません。そのため、症例対照研究ではオッズ比が効果の指標として用いられます。

　この研究では虫歯のある集団と虫歯のない集団で、喫煙者のオッズを求め、そのオッズ比を効果の指標とします。【表1】の研究のように喫煙者群、非喫煙者群のような横方向での比較はなく縦方向の比較です。虫歯のある集団における喫煙者の確率は0.1、非喫煙者の確率は0.9であり、喫煙者のオッズは0.1/0.9＝0.11と計算できます。同様に虫歯のない集団における喫煙者のオッズは0.05/0.95＝0.05であり、両者の比0.11/0.05＝2.2 がオッズ比です。この場合、喫煙者では非喫煙者と比較して虫歯の発症が2.2倍高いと解釈しても良いように思いますが、厳密には、虫歯との関連性が、非喫煙者に比べて喫煙者で2.2倍高いということになります。疾病に罹ってしまう危険性というよりは、疾病との関連性の強さが示されているわけですね。

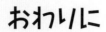

おわりに

医学論文に示されている研究データは統計解析に基づく客観的な事実であるという直感があります。そして、客観的な事実であるからこそ、絶対的に正しい真実を表しているという印象を抱くことでしょう。しかし、人の健康問題を厳密に予測することは高性能の人工知能でも難しいと言わざるを得ません。もちろん、将来的にはそうしたことも可能かもしれませんが、統計解析によって示された情報が、真実そのものであるとは限らないのです。むしろその可能性は極めて低いといえます。

医療や健康に限らず、情報が表しているものはバイアス（偶然によらないデータの偏り）、偶然、真実の3つに分けることができます。しかし、これら3つを明確に区分することは不可能なのです。医学論文で検討されている研究手法は前向き研究、後ろ向き研究をはじめ多種多様ですが、どのような研究手法においても、研究結果から偶然やバイアスの影響を完全に排除することはできません。

たとえば、被験者を募集する際に、偶然的に健康状態の良い人（あるいは悪い人）ばかりが集められてしまったり、被験者が病状を申告するに当たり、事実とは異なった情報を提供することもあるでしょう。また、コラム3で示したような交絡の影響（交絡はバイアスの一種です）も軽視できません。

このように研究結果として示される情報は、純粋な真実そのものではなく、少なからず偶然やバイアスを含んでいます。むろん、そのすべてが偶然の産物、あるいはバイアスによって歪められたもの、というわけではありません。示されている研究結果は、真実に

近しいデータから、偶然の影響が大きいデータ、バイアスの強い影響下にあるデータまで、グラデーションの中にあります。"はじめに"でも述べた「情報は真実かウソかという種類の差ではなく程度の問題」とは、まさにこのことです。

したがって、世にあふれる「これだけ……」「絶対……」というような情報は、科学的な正しさとは程遠いものなのです。とりわけ不確実性が高い医療や健康問題に関して言えば、ある方法が健康に良いかどうかという問題は、常に「～かもしれない」という仕方でしか表現しようがありません。ただ、「～かもしれない」という情報内容が、どれほど真実に近いものなのか、論文中に記されている研究手法や、結果として示された効果の大きさから類推することができます。医学論文をひもときながら、その内容を鵜呑みにするのではなく、情報を批判的に吟味していく態度こそ、科学的な思考といってもよいでしょう。

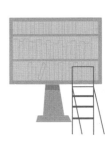

■本書で取りあげた文献について

質の高い医学論文のほとんどは米国国立医学図書館(NLM)が提供する文献データベース (PubMed) に収載されています。

本書の文献情報の末尾に記した「PMID」以下の 8 桁の数字を検索窓に打ち込むと，該当文献が閲覧できます。

すべて英語でハードルが高いと思われるかもしれませんが，ホンモノ医学文献をのぞき見ることができます。Google 翻訳などとの併用も便利です。

> ※注 PubMed には，いろいろな検索機能が備わっていますが，ここでは参照したい論文を素早く閲覧する方法だけを紹介しました。
> また, PubMed トップページは, 時々変更されますが, 検索窓に PMID 数字を入れる方法は変わらないと思いますよ。

携帯版 PubMed はこちらから↑
(https://pubmed.ncbi.nlm.nih.gov/)

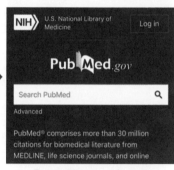

❶ PubMed トップページ

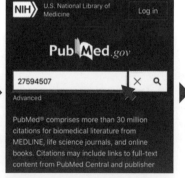

❷ 検索窓に PMID 番号を打ち込む
例は [00I] で紹介した文献

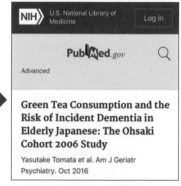

❸ 文献の抄録が閲覧できる
翻訳ソフトとの併用も便利

青島　周一（あおしま・しゅういち）

2004年城西大学薬学部卒。保険薬局勤務を経て2012年より医療法人社団徳仁会中野病院勤務。NPO法人アヘッドマップ共同代表。
おもな著者に「薬剤師のための　医療情報検索テクニック（日経メディカル開発・共著）」「医療情報を見る、医療情報から見る－エビデンスと向き合うための10のスキル（金芳堂）」「薬剤師のための医学論文の読み方・使い方」（南江堂・共著）」がある。

デマ情報にもう負けない！
おもしろ医学論文イッキ読み

2020年7月3日発行

著　　者　青島　周一

発 行 者　須永　光美

発 行 所　ライフサイエンス出版株式会社

〒105-0014　東京都港区芝 3-5-2
TEL. 03-6275-1522　FAX. 03-6275-1527
http://www.lifescience.co.jp/

印 刷 所　三報社印刷株式会社

デザイン　株式会社オセロ　謝 暄慧、熊谷有紗

©Shuichi Aoshima 2020,
Printed in Japan
ISBN 978-4-89775-413-0 C0047